Minha mãe tem um filho hiperativo

CIP-BRASIL. CATALOGAÇÃO NA FONTE
SINDICATO NACIONAL DOS EDITORES DE LIVROS, RJ

P828a

Polis, Benjamin, 1981-
    Minha mãe tem um filho hiperativo : a vida e a mente de uma pessoa com transtorno de déficit de atenção e hiperatividade / Ben Polis ; tradução Carolina Caires Coelho. - Campinas : Verus, 2010.

    Tradução de: Only a mother could love him : my life with and triumph over ADD
    ISBN 978-85-7686-064-8

    1. Polis, Benjamin, 1981- - Saúde mental. 2. Crianças com distúrbio do déficit de atenção - Biografia. 3. Distúrbios do déficit de atenção com hiperatividade - Pacientes - Biografia. I. Título.

10-0580   CDD: 920.9616.8589
                                          CDU: 929:616.89-008.61

Ben Polis

Minha mãe tem um filho hiperativo

A vida e a mente de uma pessoa
com transtorno de déficit de
atenção e hiperatividade

Tradução
Carolina Caires Coelho

Título original
Only a Mother Could Love Him
My Life with and Triumph over ADD

Editora
Raïssa Castro

Copidesque
Anna Carolina G. de Souza

Revisão
Ana Paula Gomes

Projeto gráfico
André S. Tavares da Silva

Copyright © 2004, Ben Polis

Tradução © Verus Editora, 2010
Todos os direitos reservados, no Brasil, por Verus Editora.
Nenhuma parte desta obra pode ser reproduzida ou transmitida por qualquer forma e/ou quaisquer meios (eletrônico ou mecânico, incluindo fotocópia e gravação) ou arquivada em qualquer sistema ou banco de dados sem permissão escrita da editora.

Verus Editora Ltda.
Rua Benedicto Aristides Ribeiro, 55
Jd. Santa Genebra II - 13084-753
Campinas/SP - Brasil
Fone/Fax: (19) 3249-0001
verus@veruseditora.com.br
www.veruseditora.com.br

A meus pais, pois sem eles eu
não teria ido muito longe.

Agradecimentos

Gostaria de agradecer às pessoas listadas a seguir, que me ajudaram com este livro e de alguma forma influenciaram minha vida.

A Gaye Polis, por ser a melhor mãe do mundo. Eu cheguei até aqui, mãe, e devo isso a você, que sempre esteve presente quando eu mais precisei. Obrigado pelos milhares de exemplares deste livro que você enviou por mim ao longo dos últimos anos. Eu não teria conseguido sem você, porque eu ainda estava dormindo! Mas o motivo pelo qual eu a amo tanto é que você foi a única pessoa que acreditou em mim, em tudo que eu fazia, principalmente em meu livro. Mãe, nós finalmente conseguimos! Quem poderia imaginar que nosso trabalho seria publicado no mundo todo? Apenas você e eu! Eu amo você, mãe! E, sim, o livro foi ideia sua, não minha!

A Henry Polis, por ser um ótimo pai. Sei que não concordamos em muitas coisas, mas eu respeito você e o amo muito. Se eu me tornar metade do homem que você é, já serei um grande homem. Eu também amo você, pai!

A Adelaide Polis. Nunca fomos bons amigos, por razões óbvias, mas você sempre será minha única e favorita irmã. Espero que no futuro possamos acertar nossas diferenças e ser mais próximos.

A Tess Polis, minha cachorra. Você passou muitas horas comigo enquanto eu escrevia este livro. Nunca reclamou quando o som estava alto, nem quando era muito tarde e você queria dormir. Nunca se queixou quando eu estava de mau humor e sempre esteve pronta para um carinho. Como diria minha mãe: "Teeeeessssssss!"

A Anne Sandilands. O que eu posso dizer, vó? Você me livrou de um probleminha e eu me lembrarei disso pelo resto da vida. Poucas pessoas teriam feito isso por um neto. Amo você, Nana – ou melhor, vó. Eu sei que você odeia ser chamada de *Nana*.

À tia Anne Scott. Eu sempre a considerei uma segunda mãe. Você me ajudou muitas vezes, e eu não seria capaz de listar todas elas. Obrigado por me ajudar a entrar na universidade!

Ao tio Phillip Scott, por me levar à minha primeira partida do Campeonato de Futebol Australiano e pelas muitas horas de conversas sobre esportes. Eu o admiro e o vejo como amigo e tio.

Ao tio Campbell Boak. Posso não ter concordado com o time de futebol para o qual você torcia, mas concordo com as opiniões de muitas pessoas a seu respeito. Você foi um grande homem, um gigante sensível, e sinto sua falta. Penso em você o tempo todo. Sempre que eu precisava conversar, você estava por perto para ouvir. Muitas vezes você me viu fazendo coisas erradas por aí, mas nunca contou a ninguém. Sempre me ajudou quando ninguém mais me ajudava. Obrigado pelas lembranças maravilhosas. Eu amo você, tio Campbell!

À minha professora do segundo ano. Tenho ótimas lembranças suas, apesar de muitos anos terem se passado. Foi você quem reconheceu meus problemas de leitura e me ajudou a aprender a ler. Talvez sem sua ajuda eu continuasse trocando as letras com sons parecidos.

Ao diretor da escola do primeiro ao terceiro ano. Você reconheceu que eu era um pouco diferente, e não como a maioria, mas nunca usou isso contra mim.

À minha professora do nono ano, a senhorita D., que me defendeu quando outras pessoas queriam me expulsar (mais uma vez) da escola. Você me ajudou muitas vezes e, até escrever este livro, eu não havia percebido que sem você eu não teria chegado aonde cheguei. Obrigado!

Ao meu professor do décimo ano, sr. S. Você sempre me apontou a direção certa, às vezes me forçando contra minha própria vontade. Na carta que me entregou no último dia de aula, você me aconselhou a "nunca me desvalorizar". Espero não ter me desvalorizado e desapontado um homem que respeito tanto. Acrescente em seu currículo: você é o melhor professor do mundo e um amigo de verdade.

Ao diretor da escola no décimo ano, Irmão A. Você sempre soube o que os meninos estavam aprontando, principalmente eu. Respeito você pelo que fez por mim, mas, ainda mais importante, por tocar diariamente a vida de todos os meninos, sendo professor e amigo deles.

Do 12º ano, à sra. N. Você me ensinou que é preciso se esforçar muito para romper com alguma coisa. É uma ótima pessoa e excelente professora. Nós quase conseguimos!

Ao sr. K., do 12º ano. Obrigado por me ensinar que existem professores por aí que dominam a arte de prender a atenção esquiva de um aluno com TDAH. Eu sempre deixava sua aula com um sorriso no rosto e com a sensação de ter gastado bem o meu tempo. Sua forma de ensinar, às vezes diferente, realmente saciou minha sede e minha paixão pela economia. Com você, aprendi muito mais que princípios da economia. Você me ensinou que é possível atingir os alunos tornando um assunto divertido e instigante. Você é um dos melhores professores que já tive. Mais importante do que isso, é um homem atencioso e gentil, e não recebe o reconhecimento que merece.

Ainda do 12º ano, à sra. A. O que posso dizer? Você é uma mulher adorável e ótima professora. Quem poderia imaginar que estudos religiosos seriam uma de minhas melhores matérias? Espero que você tenha se divertido com nossas discussões sobre teologia.

Ao dr. Luk. Você tem me acompanhado como meu psiquiatra desde que eu tinha 12 anos. Tem me ajudado a compreender a mim mesmo mais do qualquer outra pessoa, e me ajudou a atravessar os momentos ruins até os bons momentos atuais. É um homem a ser admirado. É apaixonado por seu trabalho, mas não o faz para receber elogios. Nunca conheci ninguém como você antes, e nunca conheci um médico que se importa tanto com seus pacientes. Você é uma pessoa muito especial.

A Spencer McArtney. Você pode ter apenas 8 anos, mas todos os dias me vejo em você. Nós nos divertimos muito juntos. Você ilumina meus dias, mesmo quando entra no meu quarto enquanto estou dormindo. Você nem percebe, mas me ajudou a escrever este livro. Você é um grande menino e um ótimo amigo.

Sumário

Prefácio 13

Introdução 15

PARTE 1: **Minha história (e dicas úteis aos leitores)**

Meus primeiros anos:
do nascimento aos 4 anos de idade 23

A melhor época da minha vida:
o primeiro ano! (Até parece...) 34

Escola particular: do primeiro ao quarto ano 39

Desastres familiares 54

Quinto ano e expulso de outra escola 59

Sexto ano 63

Sétimo ano 71

Caos no acampamento 80

Oitavo ano: escola católica 84

Nono ano: Ben Bad Boy está de volta! 91

Décimo ano 101

Décimo primeiro ano:
escola mista, hora de se adaptar ou cair fora! 114

Décimo segundo ano:
   quem diria que eu conseguiria chegar até aqui?............117
Ben Polis vai para a universidade! É isso aí! 128
Minha vida hoje 136

PARTE 2: **Estratégias para o sucesso**

Como é ter DDA/TDAH?..141
Medicar ou não medicar? Eis a questão.........................154
Como escolher a escola certa para seu filho...................163
Relacionamentos 167
Como ensinar uma criança com DDA/TDAH 171
Empregos e carreiras para pessoas com DDA/TDAH 182
Sexo 184
Outros desafios do DDA/TDAH 186
Lições da história 189

Conclusão 194

Prefácio

O que você pensaria de um menininho que batesse em outra criança com uma vassoura, mostrasse as partes íntimas para a classe no jardim de infância, arremessasse uma lança na rede elétrica e estourasse os circuitos elétricos de um acampamento, fosse à escola usando uma armadura de metal, nunca lesse os livros do começo ao fim, se metesse em mais confusão do que dez meninos juntos, desobedecesse à maioria das regras e às pessoas que as impõem, fosse um maluco – de acordo com sua irmã – e fizesse as professoras sentirem raiva só de pronunciar o nome dele?

Deixe-me dizer o que eu penso: ele é um herói. Nunca conheci Ben Polis pessoalmente, mas li o sólido relato de sua infância e adolescência, que é este livro rico e singular. Uma história da Austrália na qual um bom menino, Ben, acaba sendo tachado de "mau" por muitas pessoas sem conhecimento, que não entendem o que ele tem e sabem apenas o que querem que ele seja e faça.

Ben, a meu ver, é um herói porque não se submete às rígidas exigências da sociedade e também não abre mão do amor pela vida, a vida que conhece e vive. Ao ler sobre sua saga, eu me vi aplaudindo suas atitudes enquanto ele ignorava uma professora da escola primária com dedo em riste e a deixava morrendo de raiva ao impedir as tentativas dela de mudá-lo. Gargalhei quando li como ele se vingou de outra professora que o levara a ter pensamentos suicidas na terceira série. Sorri enquanto lia sobre sua vitória final ao entrar na faculdade.

Ben tem transtorno de déficit de atenção e hiperatividade, ou TDAH. O relato que faz sobre sua vida com essa condição é surpreendente, além de muito útil pelos conselhos práticos que dá.

Ele oferece uma visão do mundo do TDAH tão viva quanto outros relatos que já li. Leia este livro e você verá que o TDAH não é tanto um transtorno, mas um conglomerado de sintomas – alguns muito positivos, outros destrutivos e difíceis de controlar, mas todos contendo a essência da suprema alegria e propósito de vida.

Este é, porém, muito mais que um livro de autoajuda, ou sobre o TDAH. É uma obra que revela como a coragem pode superar a força bruta; como o bom humor pode ganhar daqueles que não riem; como cedo ou tarde a criatividade triunfa sobre a convenção; e como uma equipe que trabalha unida pode superar qualquer obstáculo.

O motivo pelo qual eu adoro Ben Polis e sua equipe, sua admirável família e os poucos professores esclarecidos, além de outros adultos que enxergaram o que ele tinha de melhor e o ajudaram a exteriorizar essas qualidades, é que eles venceram contra todas as probabilidades. É fácil amar crianças que fazem tudo certo e nunca causam problemas. Mas aqueles considerados difíceis, impulsivos, rebeldes ou malvados são os que mudam o mundo – isso se não os destruirmos antes de terem essa chance.

Graças a sua mãe, seu pai, vários tios e tias, professores, um médico e até um cachorro, Ben se ergueu e derrotou o Golias do mundo convencional e massificante que as crianças enfrentam na escola. Ele pegou sua pedrinha e a atirou bem nos olhos do monstro peludo.

Ben venceu. Ainda está vencendo. Leia este livro e permita que ele lhe conte como conseguiu.

– Dr. Edward M. Hallowell,
psiquiatra especialista em DDA/TDAH

Introdução

Quando eu tinha 17 anos, meu psiquiatra sugeriu que eu escrevesse um livro sobre minha experiência com o transtorno de déficit de atenção e hiperatividade (TDAH). Nem pensei nisso. A resposta foi um simples e direto "Não!". Não queria falar sobre o assunto. Não queria nem mesmo pensar em minhas experiências com o TDAH.

Eu estava cansado de ser sempre visto como "aquele menino maluco" que parecia ser um fardo para todos. Minha vida escolar era infernal, não apenas para mim, mas também para meus pais. Sem falar dos professores, a quem eu desafiava todos os dias na sala de aula. Eu detestava ser diferente e às vezes chegava a me odiar por ser quem eu era e pelo que estava fazendo.

Ao reunir material de pesquisa das muitas escolas onde estudei, fiquei envergonhado das coisas terríveis que eu havia aprontado. Mas na época eu não tinha noção do que estava fazendo. Costumava ficar confuso, sem entender minhas próprias atitudes. Passei muitos daqueles dias em depressão. Conforme fui ficando mais velho, foi se tornando mais fácil lidar com meus problemas. Eu os superei de diversas maneiras, inclusive com o uso de medicamentos e técnicas autodidatas, sobre os quais falarei com mais detalhes na Parte 2.

Agora, aos 19 anos, olho para minha curta trajetória de vida, e minha infância parece tão distante. Ainda não tenho ideia do que me levava a fazer coisas que a sociedade encara como anormais. Se você ou seu filho tem DDA/TDAH,* vai entender o que quero dizer quando falo em comportamento anormal – aqueles acessos de raiva e comportamentos impulsivos descontados em pessoas da família que aparentemente não têm motivo ou propósito para acontecer. É muito difícil para os pais lidar com isso e compreender por que o filho está se comportando de maneira tão estranha. Espero que este livro o ajude a entender por que seu filho age de forma descontrolada.

Somente quando fiz 19 anos é que comecei a levar a sério a ideia de escrever este livro. Depois de assistir a uma história de crianças com DDA/TDAH em um programa de variedades australiano, senti que precisava me dedicar a este projeto para ajudar outras pessoas que estivessem sofrendo com o que eu mesmo sofri ao longo da minha vida. No entanto, mais uma vez adiei o projeto. Um dia vai acontecer, pensei. Eu não tinha tempo – precisava estudar para a faculdade e estava saindo bastante. Mas isso foi uma desculpa, na verdade. Eu acho que simplesmente não me importava o bastante. Ou talvez eu ainda sentisse vergonha de meu distúrbio? Provavelmente uma mistura das duas coisas.

Um menino que mora na minha rua tem TDAH. Por dois anos minha mãe disse: "Por que você não vai conversar com a mãe dele?" Eu costumava mudar de assunto, dizendo: "É, talvez eu vá depois". Até que um dia decidi conversar com a mulher. Ela estava bem chateada com o desempenho escolar do filho, porque ele ainda não lia e não fazia contas direito. Eu disse a ela que até os 11 anos eu não conseguia ler uma frase curta.

---

* Quando o autor não estiver se referindo ao próprio caso, usaremos as siglas DDA/TDAH, que se referem a distúrbio de déficit de atenção e transtorno de déficit de atenção e hiperatividade. (N. do E.)

As pessoas sempre parecem se surpreender quando conto coisas da minha vida na escola e em casa. Elas costumam olhar para mim assustadas e até confusas. Acredito que ficam surpresas porque agora eu não ajo mais como um "maluco", como minha irmã me chamava quando eu era mais novo. Seja lá como for, consigo entender de onde vem essa confusão. Se, quando eu tinha 10 anos, alguém tivesse dito a meus pais: "Seu filho vai se formar na escola e se dar bem", eles provavelmente apostariam a própria casa que isso não aconteceria. Se alguém dissesse a eles que o filho entraria na faculdade e escreveria um *best-seller*, certamente apostariam a vida que isso não era verdade. Mas isso tudo aconteceu, e este livro vai mostrar a mudança extraordinária em minha vida. Espero que ele ajude seu filho a alcançar os melhores resultados possíveis.

Não tenho conhecimento clínico de DDA/TDAH. No entanto, não consigo entender como os chamados médicos especialistas podem compreender de verdade esse distúrbio sem conviver com ele. Não estou desmerecendo os especialistas, porque meu médico é excelente e compreende o DDA/TDAH a fundo. Mas as estratégias que desenvolvi sozinho foram valiosíssimas. Em vez de ir parar em um reformatório, cheguei à faculdade.

Tenho analisado muitos livros sobre o DDA/TDAH que me deixam revoltado, porque costumam ser repletos de lenga-lenga médica que não ajuda no tratamento de uma criança com o distúrbio. Ajuda, em parte, a explicá-lo no sentido clínico, o que é sempre um bom começo para os pais. Mas esses livros raramente trazem técnicas e estratégias para que as pessoas lidem com o DDA/TDAH no dia a dia. Procurei em muitas bibliotecas e na Internet um livro escrito por um jovem que sofra do distúrbio, e não consegui encontrar nenhum. Isso me surpreendeu. Não consegui acreditar que ninguém havia escrito um relato sobre suas experiências e sobre como superou os problemas cotidianos. Mas agora está escrito, e já era a hora!

Este livro não trará respostas a todos os problemas que você enfrentará ao cuidar do distúrbio de seu filho, mas vai ajudar. Muitos pais se sentem isolados, deprimidos, confusos e culpados – e é claro que sentem raiva e frustração. Meus pais perderam muitos amigos devido ao meu comportamento. As pessoas não convidavam minha família para festas e reuniões, porque eu causava problemas demais. Além disso, eles mesmos se afastavam das pessoas, porque ficavam envergonhados com o meu comportamento. Meu pai disse que eles eram convidados a muitas festas – mas apenas uma única vez! Pessoas limitadas, que não tinham a menor noção, faziam comentários do tipo: "Deixe-o comigo e eu lhe darei uma boa surra para colocá-lo na linha". Meus pais costumavam ser acusados de não ser bons pais, já que não conseguiam controlar o próprio filho. Isso não é verdade, porque minha irmã, Adelaide, dois anos mais velha que eu, é a pessoa mais gentil e educada que existe. Durante minha infância, meus pais me levaram a diversos psiquiatras que diziam que era tudo culpa deles e que não havia nada de errado comigo. Como estavam errados!

Agora, voltando ao menino que mora na minha rua. Depois de me oferecer para ajudá-lo com a lição de casa, fiquei muito preocupado quando fui à casa dele pela primeira vez. Eu não sabia o que esperar. Pensei que tivesse dado um passo maior do que a perna. E então, no primeiro dia, a mãe dele me mostrou a lição de casa – ele tinha de fazer jogos simples que estimulavam o reconhecimento de palavras.

A mãe dele demorava mais de uma hora para fazê-lo completar a lição de casa. E esse tempo era ocupado, em grande parte, pelo mau comportamento do menino, que incluía palavrões, gritos – basicamente tudo, menos a tarefa. Na primeira vez em que fui lá, demorei apenas quinze minutos para convencê-lo a fazer a tarefa. Prometi que jogaria *videogame* com ele depois que terminasse. Ele havia feito a lição e compreendido, e agora estava brincando com o *videogame*. A mãe chegou e pediu a ele que fosse fazer a lição. Eu disse que o garoto já havia feito a tarefa duas vezes. Isso foi conseguido sem remédio, por meio de técnicas que eu havia desenvolvido enquanto sofria do mesmo problema. Sinto muito prazer em ajudar pessoas com problemas relacionados ao DDA/TDAH. Fico contente porque sei como essas crianças se sentem sozinhas em casa e na escola.

Abordarei diversos assuntos neste livro, incluindo como escolher a escola ideal para seu filho e como escolher, se possível, o professor certo. Estudei em seis escolas diferentes e sei o que funciona e o que não funciona. Falarei sobre outras questões, incluindo técnicas educacionais; controle da raiva; lição de casa, o que pode ser basicamente impossível para alguns pais; disciplina, o que funciona e o que nunca vai funcionar. Sei que meus pais tentaram de tudo, incluindo remédios, o que é sempre um assunto muito discutido nos fóruns sobre DDA/TDAH. Também falarei sobre os relacionamentos entre pais, irmãos e o filho acometido pelo distúrbio. Espero que você ache este livro útil na criação de seu filho. Também aproveito para dizer que esta obra só terá serventia se você estiver disposto a passar muitas horas cansativas e frustrantes de trabalho ao lado de seu filho.

Desejo muito sucesso a você e a seu filho na superação desse desafio, e sempre se lembre de que a recompensa não tem preço.

Um abraço,
Benjamin H. Polis

PARTE 1

Minha história
(e dicas úteis aos leitores)

Meus primeiros anos:
do nascimento aos 4 anos de idade

Eu, Benjamin Heinrich Polis, nasci no Hospital Sandringham, em Melbourne, na Austrália, no dia 7 de agosto de 1981. Nesse dia, os anjos disseram: "O que foi que nós fizemos?" Minha vida havia acabado de começar, mas a vida de meus pais havia mudado para sempre. Eu era um bebê de aparência saudável, sem nenhum problema mental ou físico. Meus pais estavam felizes por eu ser uma criança normal. É isso que todos os pais desejam de um filho recém-nascido. Mas eles não sabiam o que os aguardava! Meu problema só seria descoberto muitos anos depois. Pensando nos meus primeiros anos de vida, meus pais disseram que havia muitas coisas em meu comportamento que pareciam incomuns. É claro que não me lembro de muita coisa, por isso essas informações foram passadas pelos meus pais e familiares.

Minha mãe me contou que não conseguia me amamentar em uma sala com outras pessoas. Qualquer movimento ou objeto me distraía. Eu parava de mamar e olhava ao redor, procurando por algum tipo de entretenimento. Ela resolvia esse problema me levando sempre a outro cômodo. Essa foi a primeira das muitas vezes na minha vida em que fui afastado de um grupo. Pensando bem, provavelmente foi a primeira vez que meus pais notaram minha falta de concentração e a facilidade de me distrair, sintomas clássicos ou comuns de DDA/TDAH. Ainda convivo com esses sintomas e provavelmente eles persistirão pelo resto da minha vida, mas agora eu compreendo o problema e consigo controlar meu comportamento.

Eu consigo imaginar quando comecei a andar, curtindo a liberdade e pensando: *Vamos explorar este lugar!* Bem, foi o que eu fiz na época. Para mim, nenhum cômodo era um obstáculo, apenas mais um desafio. Sempre encontrava uma maneira engenhosa de sair e explorar aquele mundo novo e excitante. Minha mãe diz que sempre me perdia de vista, que tinha de me procurar por todos os cantos até me encontrar, e isso se repetia constantemente. Meu pai se lembra de chegar em casa um dia e encontrar minha mãe passando o aspirador de pó no jardim. Eu havia rasgado um pufe e coberto o quintal todo com bolinhas brancas de isopor. Na verdade, eu queria um Natal com neve – o Natal acontece bem no meio do verão na Austrália, então nunca vi neve nessa época do ano.

Quarta-Feira de Cinzas, 1983

Quarta-Feira de Cinzas é o nome dado a um dia na história australiana em que ocorreram incêndios nas florestas de dois estados do sul, Victoria e Austrália do Sul. Muitas pessoas morreram e centenas de casas foram destruídas. Todo verão, na época dos incêndios, as pessoas se lembram daquele dia.

Foi um dos dias mais assustadores da vida dos meus pais. Meu pai se lembra de ter olhado para o horizonte de Melbourne e visto um círculo de fogo e fumaça. Foi a primeira vez que tive um ataque de asma. Eles entraram em pânico, pois o filho de 2 anos passou a lutar para respirar. Meu pai me levou ao Hospital Frankston. Foi terrível. As ruas estavam desertas, já que as pessoas ficavam em casa durante os incêndios. O ar-condicionado do carro trazia a fumaça para dentro, enquanto eu tentava respirar um pouco para me manter vivo. Acabei passando algumas semanas no hospital. Seria a primeira de muitas internações desse tipo.

Resolvi contar minha experiência com a asma porque ela me ensinou que todos temos nossas próprias limitações, mas podemos contorná-las. E foi o que fiz com o TDAH.

Duas ou três vezes por ano, eu tinha de ser levado às pressas ao hospital, onde permanecia uma, duas ou três semanas com enfermeiras cuidando de mim o tempo todo. A asma piorou conforme fui crescendo. Quando eu tinha cerca de 10 anos, fui levado com urgência do Hospital Frankston para o Hospital Royal Children's em uma ambulância, acompanhado por um médico especialista e uma enfermeira. Fiquei na UTI por muitos dias com um pulmão paralisado. A princípio, meus pais não ficaram sabendo do pulmão.

Eu me lembro muito claramente de um dia. O médico se aproximou e disse: "Se você não começar a se cuidar e não tomar diariamente os remédios contra a asma, vai morrer em dois anos". Pode acreditar que desde então tenho tomado meus remédios. Creio que meus pais não foram informados da gravidade da minha situação porque os médicos estavam tentando cuidar não apenas de mim, mas deles também. Lembro-me de muitas vezes ter acordado meus pais no meio da noite e dito que queria ou precisava ir ao hospital. Eu detestava ser internado, mas sabia que era o melhor para mim. Sem o trabalho excelente da equipe do Frankston e do Royal Children's, eu estaria morto. Então, gostaria de agradecê-los por tudo que fizeram por mim e por outras crianças doentes.

Um problema surgiu diversas vezes. Quando eu me sentia melhor, não conseguia ficar quieto, um sintoma bem conhecido do DDA/TDAH. Os médicos diziam: "Ben deve ter alta em dois dias". Eu ficava tão empolgado e agitado que acabava fazendo mais mal do que bem a mim mesmo. Eu arrancava o soro do braço, saía da cama, corria para a lanchonete, comprava Coca-Cola e doce e voltava correndo pelos corredores, até chegar ao meu quarto. Isso me deixava debilitado de novo, às vezes pior do que antes. E então me diziam que eu ainda não teria alta. Confuso e irritado, eu chorava, fazia escândalo, jogava travesseiros e comida nas enfermeiras, rasgava os relatórios médicos e outras coisas mais.

Meus pais ficavam chateados por causa do meu comportamento, mas não podiam fazer nada para me ajudar. O filhinho deles queria ir para casa, mas eles não podiam levá-lo, porque ele poderia acabar morrendo. Que situação terrível para eles! Meu pai sempre trazia escondido um lanche do McDonald's para me alegrar.

O Royal Children's ficava a quarenta quilômetros de casa e, com as várias horas de trabalho que meus pais precisavam dedicar para consolidar a imobiliária que estavam abrindo, era difícil para eles ir me visitar, mas iam mesmo assim. Eu ficava confuso, assustado e entediado por estar sentado em uma cama de hospital com tubos nas minhas veias e remédios contra a asma sendo injetados a cada dez minutos. Eu odiava estar no hospital. E então um dia meu pai me disse: "Cresça. Este é o melhor lugar para você. Tem sorte de não ter diabetes e não precisar de injeções de insulina quatro vezes por dia". Acho que aquela foi a primeira vez que me vi de maneira positiva. Pensei: *Estou doente, mas tenho mais sorte do que muitas outras pessoas*. Transferi esse modo de pensar positivo para a minha visão do DDA/TDAH, principalmente na adolescência. Quando finalmente aceitei que tinha o distúrbio e precisava cuidar disso e usá-lo em benefício próprio, minha vida se tornou bem mais fácil.

A primeira casa onde vivi ficava em uma rua comprida e movimentada. Eu escalava qualquer coisa para escapar, depois corria feito um raio pela rua, com minha mãe atrás. Se ela estivesse de olho na frente da casa, eu corria para os fundos, pulava a cerca, entrava na casa do vizinho pela portinha do cachorro e saía pela porta da frente – livre de novo!

À medida que ficava mais velho e maior, minhas habilidades de escalada melhoravam e eu me tornei mais ousado. Eu sempre consegui pular cercas, mas agora subia até o telhado para escapar. Eu era capaz de escalar qualquer coisa e pular de qualquer altura. Essa é uma característica de crianças com DDA/TDAH. Elas agem impulsivamente, sem pensar, nem por um instante, nas consequências de suas atitudes. Surpreendentemente, nunca fraturei nenhum osso, mas é interessante notar que as crianças com o distúrbio costumam sofrer mais fraturas do que o normal. Meu conselho aos pais é que façam um bom plano de saúde – vai ser preciso.

Minha maior conquista na escalada aconteceu quando eu tinha cerca de 3 anos. Minha mãe adorava costurar e me levava a todas as lojas de tecido de Melbourne. Por horas ela olhava pastas com amostras de tecido, enquanto eu corria livremente. Eu odiava aquelas lojas – até hoje as odeio e me recuso a entrar ali. No entanto, sempre encontrava uma maneira de me divertir. Eu costumava escalar os enormes rolos de tecido. Minha mãe ri ao dizer que adorava quando eu me perdia. Ela me perdia de propósito de vez em quando, para que pudesse fazer suas compras com um pouco de paz e tranquilidade, e então me encontrava quando era hora de ir embora.

Mas, um certo dia, tudo foi muito diferente. Eu escalei o lado de fora da escada rolante até o topo e parei em uma beirada. O problema é que eu não conseguia descer. Lembro-me de ter dito a mim mesmo que não ia pular. Cinco metros abaixo, havia um chão duro de concreto. Minha mãe – ainda vendo aqueles tecidos idiotas – foi encontrada e entrou em pânico. Todas as pessoas da loja se reuniram para olhar para mim com espanto e medo, talvez pensando: *Como esse menino foi parar ali?* Eles pararam a escada rolante e alguém me levou para baixo. Aquela foi a primeira e última vez que escalei uma escada rolante. Mas logo estruturas mais altas e mais difíceis entrariam em cena.

Perto dos 4 anos, meu comportamento se tornou mais destrutivo e inconstante. Um dia meus avós me levaram ao Zoológico de Melbourne para um piquenique. Saí correndo para explorar o lugar. Meus avós não se preocuparam, já que eu estaria por perto e seguro. Bem, deixe-me reformular a frase. Eu estaria seguro, mas as pessoas em seus piqueniques, não. Era um dia agradável e ensolarado. Eu havia encontrado o pote de ouro no fim do arco-íris – o registro principal do sistema de irrigação dos gramados. Com alguns giros, os regadores foram abertos e toda a área de piquenique começou a ser molhada. Saí correndo, deixando um rastro de destruição para trás. Depois de vários minutos, os funcionários do parque fecharam o registro, mas era tarde demais – o piquenique de todos já havia sido arruinado. Depois disso, meus avós raramente me levaram a algum lugar. Não sei por quê.

Em nossa longa rua vivia um velho cachorro, de pelo marrom-escuro. Ele passava horas deitado na calçada, tomando sol. Eu detestava aquele cão. Meus pais haviam me dado minha primeira bicicleta e eu a adorava. Ela me dava liberdade e um meio de escapar ainda mais rápido do que minhas pequenas pernas. Tenho ótimas lembranças daquela bicicleta. Eu me lembro de todos os detalhes dela. Era amarelo-clara com o selim preto e comprido, no estilo das bicicletas dos anos 60. Meu pai e eu havíamos colocado alguns acessórios – contas barulhentas de plástico nas rodas, além de uma grande bandeira vermelha em uma antena para minha segurança. Mas acho que na verdade meu pai colocou a bandeira para a segurança dos outros, não a minha – "Aqui vou eu, saiam da frente!"

Mas voltemos ao cachorro. Eu passava o dia todo para cima e para baixo na calçada em frente a nossa casa. Na casa do vizinho, havia uma rampa com uma curva. Eu corria feito doido e fazia uma virada brusca na rampa para saltar um pouco no ar. O único problema era que esse cão costumava tomar sol nesse lugar. Eu tinha de virar o guidão para desviar dele e da árvore que ficava perto. Muitas vezes eu batia, mas sempre voltava para a bicicleta e fazia tudo de novo.

O cachorro era meu grande inimigo, mas não por muito tempo. Aquele dia ia ser diferente! Era eu ou o cachorro. Bolei um plano que, na época, pensei ser infalível. Como eu estava errado!

O plano era mais ou menos assim: ir até o fim da rua, que tinha algumas centenas de metros de comprimento, virar minha grande bicicleta amarela e começar a pedalar com o máximo de rapidez que minhas pernas de 4 anos permitissem. No mesmo instante me transformei em um ciclista maluco. Na minha cabeça, o cachorro se assustaria quando me visse e sairia correndo. Subi a rampa, mais alto e mais rápido do que nunca. O cachorro preguiçosamente abriu os olhos e notou que eu me aproximava, mas ficou ali deitado, até a grande bicicleta amarela e eu cairmos bem em cima dele, esmagando suas costelas. O bicho teve de ser sacrificado, mas suspeito que algumas pessoas diriam que seria melhor que eu fosse sacrificado.

Pensar e falar sobre isso agora é muito doloroso para mim. Não sei por que fiz aquilo e não me orgulho disso. A única explicação que consigo dar é que, mais uma vez, minha impulsividade tomou conta de mim. Eu poderia pôr a culpa em meu distúrbio, mas nunca fiz isso e nunca usarei o TDAH como desculpa para minhas atitudes. Hoje compreendo que sou desse jeito e sei que posso controlar minhas ações. Quando eu era menor, isso era quase impossível. Minha mãe lembra que comprou flores para o dono do cachorro. Ao longo dos anos, ela e a dona da floricultura desenvolveram um ótimo relacionamento. Minha mãe diz: "Eu mantinha o negócio dela funcionando". Ela sempre tinha de comprar flores e entregá-las às pessoas como uma maneira de pedir desculpas pelo que eu havia feito. Era ainda mais vergonhoso para ela quando tinha de dar flores a alguém mais de uma vez.

Pré-Escola

Na pré-escola, meus pais tiveram a primeira experiência do constante embaraço que me ter como filho lhes causava. Todos os dias minha mãe me buscava e todos os dias era bombardeada de reclamações da professora e dos pais das outras crianças. "Ben fez isso!", "Ben fez aquilo!" Minha mãe detestava ir me buscar – o desgaste emocional às vezes era intenso. Esse é um problema comum para pais de crianças com DDA/TDAH. Eles amam o filho, mas pode ser muito cansativo ter de defendê-lo constantemente de acusações feitas por outras pessoas. Às vezes o amor dos pais se transforma em frustração, depois em raiva. Perguntar ou gritar "Por que você fez isso?" não resolve nada. Eu não sabia que meu comportamento era inaceitável, nem seu filho deve saber.

Eu também não gostava da pré-escola, porque sempre me metia em encrenca. Eu estava sempre confuso e sofria de baixa autoestima, porque não sabia o que estava fazendo de errado. De acordo com meu modo de ver as coisas, eu estava agindo normalmente – pela minha noção de normalidade, não pela ideia das outras pessoas. Eu costumava ficar sentado na portaria, chorando descontroladamente enquanto esperava minha mãe. Eu sempre sabia quando ela estava chegando para me salvar, porque sentia seu perfume inconfundível.

A pré-escola logo se cansou de mim – assim como muitas outras escolas ao longo da minha vida – e eu parei de ir. Quando perguntei a minha mãe sobre esse período, ela riu e disse: "Você mal frequentou a pré-escola!" Parei de ir devido a um incidente com um aluno. O menino era autista e tentava estrangular as pessoas sem motivo. Pensando bem, acho que ele tinha motivo sim, só não sabemos qual era. Um dia, ele me estrangulou e me mordeu. Então, fiz o que qualquer criança com DDA/TDAH faria – eu o estrangulei e o mordi com mais força ainda. Tive tanto problema com isso que me recusei a voltar, e tenho certeza de que eles ficaram contentes. Geralmente, uma criança que sofre de DDA/TDAH é considerada má ou descontrolada, e os pais levam a culpa. Tudo que posso dizer aos pais é que continuem amando seu filho. As coisas vão melhorar conforme a criança crescer e aprender a controlar seu comportamento e suas atitudes.

Terapia em família

Nessa época, comecei a me consultar com psiquiatras de crianças e famílias. Meus pais os chamavam de "médicos de família", para tentar suavizar as coisas. Agora percebo que eles tinham vergonha e estavam tentando esconder o fato de que o filho deles precisava de ajuda psiquiátrica. A família toda ia junto – Gaye, minha mãe; Henry, meu pai; Adelaide, minha irmã; e eu. Todos nos sentávamos juntos em uma grande sala e conversávamos sobre nossos problemas. Eu não gostava disso, porque os problemas sempre tinham alguma coisa a ver comigo. Eu me sentia como se eles dissessem: "Ben, o problema é você", e tatuassem isso na minha testa. Os médicos conversavam individualmente com todos da família, então falávamos sobre nossos problemas de novo, tentando encontrar uma solução. Íamos toda sexta-feira ao nosso "médico de família", mês após mês, ano após ano.

– O que ele tem de errado? – meus pais perguntavam.

A resposta mais comum era:

– Nada, são apenas técnicas ruins de criação. Basicamente vocês não são bons pais. É melhor voltarem na próxima sexta-feira para que possamos conversar mais sobre isso.

Pensando bem agora, acho que não era culpa dos médicos e definitivamente não era culpa dos meus pais. Nosso problema era o DDA/TDAH, que não era amplamente conhecido nem diagnosticado, como é hoje. Eles não conseguiam me ajudar porque não compreendiam o problema. E não havia grupos de apoio nem livros para ajudar os pais a entender. Fui diagnosticado com transtorno de déficit de atenção e hiperatividade apenas quando completei 12 anos, e nessa época recebi um pouco de ajuda médica útil. Meus pais costumavam se sentir impotentes, sem saber por que seu filho estava sempre irritado com tudo e com todos. Minha mãe lembra que chorava na hora de dormir e passava muito tempo pensando: *O que posso fazer? Talvez sejamos pais ruins, como os médicos disseram*. Nós tínhamos dificuldade em nos manter unidos, brigávamos, gritávamos e basicamente não funcionávamos como uma família "normal".

A terapia em família funciona; no entanto, exige um esforço positivo por parte de todos os envolvidos. Caso contrário, pode acabar em desacordo entre os membros da família. Acredito que os pais devem assumir um papel positivo nesses encontros. Em vez de falar apenas sobre as coisas ruins que aconteceram, devem falar sobre as coisas boas também. Meu pai ficava tão alterado que costumava sair do consultório gritando. Quando ele saía, me entregava cinquenta dólares e dizia que eu deveria pegar um táxi para voltar para casa. Eu tinha apenas 10 anos. Isso é muito difícil para uma criança com DDA/TDAH, pois parece que o mundo todo está contra ela. Era assim que eu me sentia. Por esse motivo, acredito que os pais devem fazer um esforço a mais para se manter positivos nas sessões de aconselhamento familiar.

A melhor época da minha vida:
o primeiro ano! (Até parece...)

Para a maioria das crianças, a escola é uma época de muita excitação e felicidade, mas não para mim, para os meus pais e para os professores das seis escolas que frequentei durante doze anos. Eu sempre era separado da turma e mandado para fora da sala de aula. Ler e escrever definitivamente não eram meu forte. Tive dificuldades em todos os aspectos da vida escolar, menos em encontrar a sala do diretor. O primeiro lugar onde estudei foi a escola pública do bairro, e minha fama chegou antes de mim, como ainda acontece hoje em dia. Minha mãe conta que, no primeiro dia de aula, uma das professoras nos recebeu assim: "Então você é Ben Polis. Sabemos tudo sobre você. Espero que não cause problemas aqui". O que tinham escutado a meu respeito? Quem havia dito a eles? Teriam sido as professoras da pré-escola? Os pais dos alunos da pré-escola? Não sei, e gostaria de dizer que não me importo. Mas eu me importo, porque desde o primeiro dia nunca tive uma chance naquela escola. Minha mãe ficava furiosa e muito magoada.

Infelizmente para mim, meu comportamento atraiu a atenção errada. Fui desafiado pelos outros alunos a mostrar minhas partes íntimas a uma menina. Então, fui até ela e mostrei. Eles acharam aquilo demais – as meninas falam disso até hoje! E eu também achei o máximo. Só que a menina contou à professora e eu me meti em apuros mais uma vez. A professora tentou usar psicologia reversa comigo e perguntou:

– Ben, você gostaria de mostrar à sala toda?

Respondi:

– Tudo bem – e me meti em uma encrenca maior ainda.

Crianças portadoras de DDA/TDAH só compreendem situações como essa quando ficam mais velhas. O que o cérebro as manda fazer nem sempre é o correto. É preciso passar por muitas experiências embaraçosas e ter grande força de vontade para superar esse enorme problema de impulsividade.

Outro incidente ocorreu quando a escola toda foi levada à biblioteca para apresentar canções folclóricas típicas de nosso país em comemoração à chegada do capitão Cook. Ele foi o europeu que descobriu a Austrália. Havia entre cinquenta e oitenta crianças sentadas no chão, falando alto. Uma professora se aproximou e gritou: "Ben Polis, fique quieto!" Em vez de pedir que todos se calassem, fui apontado como a única criança que estava fazendo barulho. Eu não percebi nada, pois sempre recebia atenção especial, mas isso ficou claro para minha mãe e para todos os outros pais que tinham ido assistir à apresentação.

A gota-d'água ocorreu alguns dias depois. Como parte das comemorações, as crianças tinham de usar fantasias de época. Fui vestido como o famoso fora da lei australiano Ned Kelly, que me fascinava na época. Ele era como Jesse James. Ele e seu bando usavam armaduras de metal para que não fossem atingidos pelos tiros dos soldados. Um parente meu havia feito para mim uma réplica excelente da armadura de Ned Kelly. Primeiramente, havia uma armadura no peito. Depois, um colete marrom com marcas de sangue feitas com batom vermelho, para representar as feridas de Kelly quando foi atingido por tiros. Finalmente, vinha seu famoso capacete, com uma abertura nos olhos, e eu segurava uma pistola em cada mão. Minha fantasia estava ótima. Meu pai me levou à escola e viu o que aconteceu. Eu estava atrasado e todos já estavam na sala. Quando entrei, os alunos vibraram e começaram a me aplaudir. Eles sabiam que aquele era eu, pois era o único aluno que faltava responder à chamada. A professora mal se mexeu. Apenas olhou para mim, pediu silêncio à classe e mandou que eu tirasse aquela fantasia ridícula, colocasse tudo no fundo da sala e me sentasse. Que decepção! Fui admirado pela sala, mas mais uma vez rejeitado por uma professora.

Meu pai viu tudo isso pela janela do corredor. Ele deixou a escola furioso e contou a minha mãe o que havia acontecido. Para meus pais, estava claro que eu havia sido rotulado pelos professores. Eu não seria tratado de modo justo. Eu estava prestes a sair da minha primeira escola depois de apenas seis meses.

Hoje eu não ligo. O que passou, passou. Mas, naquela época, eu detestava a escola. Eu não era burro, simplesmente não conseguia me concentrar como as outras crianças, o que afetava meu comportamento e minha capacidade de aprendizado. Eu ia para a escola chorando, chorava lá e voltava chorando para casa. Não que eu fosse chorão e chorasse por tudo. Acredito que isso acontecia porque eu não sabia exatamente o que me levava a tantas encrencas. Para os professores, eu era um mau aluno, que atrapalhava as aulas com frequência. As escolas não são feitas para crianças como eu, mas podem e devem reconhecer o problema de uma criança com DDA/TDAH. Passar os alunos-problema, como eu, de escola em escola não resolve nada. Apenas causa mais dificuldades para esses alunos. Eles costumam abandonar a escola assim que possível, sem completar os estudos. Isso me deixa triste, porque, se eu tivesse saído da escola antes do tempo, como muitas pessoas com DDA/TDAH, não teria o conhecimento acadêmico que tenho hoje – e este livro não teria sido escrito. Hoje dou risada ao pensar em meus boletins escolares. As coisas não mudaram muito do primeiro ao último ano. Todos são mais ou menos assim:

> Benjamin tem capacidade de se sair melhor, mas precisa concentrar sua vasta energia em coisas mais úteis e produtivas. Ele não tem boa concentração e tem dificuldade para compreender instruções. Costuma se envolver em atividades inadequadas, como distrair a classe sendo o centro das atenções.

Quando comecei a estudar, minhas habilidades matemáticas e de linguagem eram motivo de preocupação. Sempre tive aptidão para os esportes, que eu adorava. Esportes são uma ótima forma, para crianças com DDA/TDAH, de gastar o excesso de energia. Eu ainda uso exercícios físicos como uma maneira de me acalmar. Os esportes também dão à criança a oportunidade de desenvolver a autoestima, o que costuma ser difícil de conseguir na sala de aula. A baixa autoestima foi um problema que tive de superar em meus primeiros anos de vida. Essa idade é crucial para as crianças. É quando elas adquirem habilidades interpessoais essenciais, quando aprendem a amar ou a odiar a escola. Bem, meus sentimentos pela escola se desenvolveram muito rapidamente – eu a odiava!

Na sala de aula, ser impulsivo e se destacar dos demais é uma mistura ruim. O problema surge em razão da baixa autoestima. A criança com DDA/TDAH costuma ficar atrasada na lição de casa, recebe a atenção indesejada dos professores, se isola das outras crianças e passa a sofrer de baixa autoestima. Ela é levada a se sentir diferente das outras. A criança que tem o distúrbio quer se sentir "normal", mas não consegue entender por que não é. Ela se parece com as outras, mas simplesmente não se ajusta ao restante do grupo. As outras crianças costumam usá-la como bode expiatório. Quando os colegas de classe pedem que faça alguma coisa, ela aceita na mesma hora. Isso é causado pela impulsividade – não pensar antes de agir. A criança com o distúrbio costuma ter mais dificuldade para dizer não do que sim. Como pai, você deve tentar melhorar a autoestima de seu filho.

Meu problema era que eu adorava ser o centro das atenções, e ainda adoro. Eu costumava fazer as coisas mais idiotas para divertir as outras pessoas. É por isso que eu sempre estava em apuros quando era pequeno. Agora compreendo e percebo que as outras crianças me usavam para se divertir.
    Passei a maior parte dos meus primeiros anos de escola nos cantos, de castigo, tentando descobrir o que havia de errado comigo. Meus pais se lembram de mim de uniforme e chorando, todos os dias pedindo que eles me deixassem ficar em casa. Alguma coisa tinha de mudar, e mudou. Eles decidiram que, talvez, uma escola particular com classes menores ajudaria. E lá fui eu para uma escola particular, com gravata e tudo!

Escola particular:
do primeiro ao quarto ano

A escola particular era cara e tinha classes menores, mas para mim nada mudou, exceto o fato de que os professores podiam passar mais tempo com cada aluno.

O boletim a seguir parece bom, mas na minha opinião não é preciso. Eu não conseguia fazer o que a maioria das crianças conseguia. Não conseguia ler, soletrar ou escrever, e não gostava de livros. Eu estava sempre abaixo do esperado em todas as áreas, menos nos esportes. Não conseguia ler as palavras mais simples nem fazer contas básicas. A conclusão que tirei disso é que a escola nova não ia dizer aos meus pais que eu, academicamente falando, não atingia os padrões em comparação com os outros alunos, especialmente porque eles estavam pagando milhares de dólares por ano.

BOLETIM DO PRIMEIRO ANO		
Expressão	**Nota**	A expressão oral de Ben é clara e confiante, e ele demonstrou grande melhora na expressão escrita. Costuma se esforçar para prestar atenção.
Habilidades de audição	B	
Expressão oral	B	
Expressão escrita	C	

Leitura	Nota	Ben se esforça para ler e está se desenvolvendo muito bem. Ele gosta de livros e faz bom uso da sala e da biblioteca da escola.
Leitura	C	
Compreensão	B	
Habilidades de formação de palavras	C	
Soletração	**Nota**	Ben tem se esforçado para desenvolver suas habilidades de soletração e tem alcançado bons resultados, tanto na escrita quanto nos conjuntos de palavras.
Soletra as palavras ditadas	B	
Aplica as habilidades de soletração na escrita	B	
Escrita	**Nota**	A escrita de Ben é fluente, com boa formação de letras quando ele tem calma para escrever.
Formação de letras	B	
Fluência	B	
Trabalho em livro/organização	(Não mostrado)	
Educação física	**Nota**	Ben é muito agressivo nos esportes. É um aluno coordenado e muito confiante. Ele ainda está aprendendo a tolerar aqueles que não se desenvolvem tão bem quanto ele. E está progredindo nesse aspecto.
Habilidades motoras	A	
Participação	B	

Comportamento social e habilidades de aprendizado	
Respeita os direitos dos outros	Não visto ainda
Aceita críticas construtivas	Excelente
Participa ativamente	Excelente
É gentil na maneira de falar e agir	Não visto ainda
Relaciona-se bem	Não visto ainda
Começa a trabalhar prontamente	Não visto ainda
Concentra-se nas tarefas	Excelente
Trabalha bem em equipe	Excelente
Ajuda quem precisa	Não visto ainda
Organiza seus pertences	Não visto ainda

Segundo ano

Nessa época, eu continuava com dificuldades no trabalho escolar e no comportamento. Minhas habilidades de leitura e escrita estavam melhorando, mas continuavam abaixo da média. Minha professora na época era a sra. Yates. Eu gostaria de agradecer a essa pessoa adorável, que teve paciência e se importou o suficiente para me ajudar a aprender a ler. Sem ela, eu não teria conseguido. Foi a sra. Yates que reconheceu meus problemas de leitura e soletração e insistiu que eu participasse de um programa de recuperação de leitura. Ela me disse que, se eu estivesse disposto, passaria uma hora comigo todos os dias, depois da aula, para que eu melhorasse meu inglês. Concordei e meus pais concordaram, porque ganharam uma babá gratuita! Então, todos os dias depois da aula, eu ficava com ela e aprendia o básico da leitura. Nessa época, eu realmente achava que era "burro"! Lembro-me de uma ocasião como se fosse hoje. Ela pediu que eu soletrasse "of". Pronunciei a palavra e a soletrei como "ov" – como a pronunciamos. Era óbvio que estava errado, e fiquei inconformado por ser tão burro. Não conseguia soletrar corretamente nem mesmo uma palavra de duas letras. São palavras assim que tornam o aprendizado da língua inglesa tão difícil e frustrante. É difícil tentar explicar a uma criança que ela deve recordar e então aprender a usar as palavras, mas que nem todas podem ser soletradas como são pronunciadas. Isso se torna ainda mais difícil quando a criança tem DDA/TDAH. Problemas de memória recente são comuns em alunos acometidos pelo distúrbio, e aumentam a dificuldade de lembrar certas palavras de uso corriqueiro na língua.

A sra. Yates e eu persistimos todos os dias depois da aula, e continuei estudando com meus pais em casa. Eu detestava ler e até hoje odeio a leitura forçada, como quando tenho de ler livros enormes para a faculdade. O problema não é a leitura em si nem o conteúdo do livro. Crianças com DDA/TDAH simplesmente não têm concentração e paciência para continuar lendo, pois o livro rapidamente se torna tedioso para elas. Para dizer a verdade, li meu primeiro livro do começo ao fim apenas alguns meses atrás. Talvez você ache difícil acreditar nisso, mas é verdade. Eu acho isso bem curioso, e algumas pessoas podem achar impossível que um universitário de 19 anos que acabou de ler seu primeiro livro há apenas alguns meses esteja agora escrevendo a própria obra.

Enquanto lia meu primeiro livro, eu me perguntava como podia me manter interessado e concentrado em um assunto por horas a fio. Pensei nisso por muito tempo, até que percebi que eu não estava lendo o livro do modo como fazia antes. Eu era parte do livro. Em vez de ler as palavras, eu estava visualizando o que elas diziam. Isso foi uma grande descoberta para mim e, na Parte 2, vou mostrar como você pode usar essa técnica para a educação de seu filho. Ela opera milagres! Na escola, eu detestava ler o que quer que fosse. Não li os três romances obrigatórios na aula de língua inglesa do último ano escolar, e essa era, de modo geral, minha segunda melhor matéria. Minha mãe fez grandes sacrifícios para me ajudar a ler os livros do último ano. Ela telefonou para uma fundação para cegos e conseguiu os livros em áudio. Antes de escutá-los, emprestei para meus amigos na escola e eles acharam bem útil. Quando me devolveram, eu perdi algumas das fitas. A fundação telefonou para pedi-las de volta, e não tive coragem de contar que eu as havia perdido. Então, usei meu rápido cérebro com DDA/TDAH e disse à atendente: "Sou cego, não consigo encontrá-las!" Ela ficou com pena de mim e eu me senti muito mal! Mas minha mãe enviou um cheque para lá, porque também se sentiu mal.

Para superar esse problema, descubra os interesses de seu filho e use isso a seu favor. Meus pais utilizaram figurinhas das Tartarugas Ninjas – uma febre entre as crianças na época. Eu tinha obsessão por essas figurinhas, que traziam poucas informações na parte de trás. Eu era capaz de me concentrar o suficiente para lê-las todas as noites, porque elas me interessavam. É dessa forma que você pode direcionar as obsessões de seu filho para algo positivo.

Conforme minhas habilidades acadêmicas foram melhorando, minha confiança aumentou. Quando seu filho dominar as palavras básicas, ele deve começar a progredir a uma velocidade impressionante. Isso porque ele não é burro, apenas aprende de modo diferente. Nos últimos capítulos, falarei sobre técnicas que ajudam a despertar os interesses da criança e a conseguir sua atenção. Isso pode parecer estranho, mas hoje consigo estudar por doze horas sem parar – e sem remédios – usando técnicas que eu mesmo desenvolvi.

Este é o comentário da minha professora do segundo ano, a sra. Yates:

> Ben é um aluno agradável e amigo. Está sempre pronto para ajudar quem precisa. A melhora que ele está tendo na leitura e na soletração tem aumentado sua autoconfiança, o que é muito bom de ver. Espero que isso continue no próximo semestre.

Com muito esforço, meu progresso escolar continuou melhorando bastante. Mas meu comportamento ainda era um problema. Um dia, a classe saiu para uma brincadeira, não me lembro bem qual era. Uma menina fazia paradas de mão na quadra enquanto esperávamos pela professora. Eu me aproximei e também fiz uma parada de mão. Ela me empurrou e eu caí. Fiquei tão bravo que, quando ela fez outra parada de mão, eu a empurrei com muita força. Essa é uma reação comum entre crianças com DDA/TDAH. Elas não pensam nas consequências de suas atitudes, simplesmente agem. Ela caiu e começou a chorar. Fui mandado para a sala do diretor sem nenhuma explicação e sem poder contar meu lado da história. Situações desse tipo aconteciam com frequência. A criança portadora do distúrbio é sempre aquela que se mete em encrenca, quando, na opinião dela, não fez nada de errado. Isso cria muita confusão e a deixa chateada, pois ela não consegue entender por que está sempre em confusão. Eu estava do lado de fora da sala do diretor, esperando ser expulso de novo, e pensei: *Não sou bem-vindo aqui.* Então corri e fugi.

A escola ficava em uma rua comprida, com campos dos dois lados. Subi a rua com o diretor atrás de mim, no ônibus escolar. Teria sido muito divertido para alguém que estivesse passando por ali. Fui pego, levado de volta para a escola e a confusão foi ainda maior. Eu odiava a escola! Tive de voltar, mas todos já estavam sabendo da ousadia que acabara de cometer. Até os alunos mais velhos ficaram impressionados. A partir daquele dia, fiquei conhecido como o aluno que fugiu da escola.

Terceiro ano

Pouca coisa mudou no terceiro ano, exceto pelo fato de eu ter uma professora nova, que não me suportava e a quem eu também não suportava. Nós nos odiávamos. Tínhamos um conflito de personalidade. Ela era uma feminista ferrenha, que não gostava de alunos hiperativos, mal-educados e teimosos como eu. Era recém-formada e não estava preparada para lidar com um aluno como eu. Ela salientava meus erros para a sala toda, sempre me acusando de algo. As meninas da classe eram suas alunas favoritas, e sabiam disso. Elas me culpavam por tudo que dava errado na sala. Essas meninas e eu conversamos sobre essa professora há pouco tempo, e elas ainda se divertem ao lembrar de como se safavam de tudo me usando como bode expiatório. Em consequência desse tratamento injusto, minha raiva e meus problemas de comportamento em casa aumentaram. Quanto mais me metia em encrenca na escola, mais confuso ficava, e descontava isso em minha vida familiar. Eu sempre batia na minha irmã, no cachorro, em qualquer pessoa e em qualquer coisa, apenas para descontar minha raiva. Eu estava fora de controle, sabia disso e meus pais também. Sei que estava fora de controle porque pensei em me suicidar, por sentir tanto ódio de mim mesmo e não saber por quê. Quando ministro palestras, as pessoas costumam me perguntar sobre suicídio, e isso me deixa muito desconfortável, porque hoje eu nunca pensaria em uma coisa dessas. Mas digo a elas que algumas crianças pensam nisso. Geralmente elas respondem que as crianças não entendem o que isso significa. É verdade. No entanto, algumas não acreditam ter outra opção. Quando se está na adolescência, você pode fugir ou sair da escola. É algo que as pessoas parecem esquecer a respeito de crianças menores de 10 anos. Elas são simplesmente muito ingênuas e imaturas.

Quarto ano

Tive a mesma professora no quarto ano. Acho que isso não deveria ser permitido. É extremamente injusto com as crianças que não gostam da professora, pois seus estudos são afetados. Fui ficando cada vez mais para trás na escola, e meus pais ficaram muito preocupados. Foi nessa época que o diretor aconselhou que eu me consultasse com outro psiquiatra infantil. Este foi o relatório que o psiquiatra escreveu para os meus pais:

Relatório psicológico confidencial
Nome: Ben Polis
Indicado por: Diretor da escola

Ben é um menino de 8 anos, com muita energia, que estuda em um colégio particular da região. Ele tem uma irmã de 10 anos, Adelaide, que frequenta a escola primária. O sr. Polis se mostrou preocupado com o comportamento do filho e pareceu extremamente disposto a conseguir ajuda para si mesmo, para sua família e também para Ben, para entender e aprender a controlar o comportamento do filho.

O sr. Polis relatou que Adelaide é muito aceita socialmente e costuma demonstrar excelente comportamento, mas Ben, apesar de feliz, está causando problemas em casa e, de modo menos grave, na escola, em razão de seu comportamento. Ben sofre de asma e já passou por consulta com outro psiquiatra infantil.

Vi Ben quatro vezes e conversei com o sr. Polis em todas elas. Conversei com Adelaide uma vez, e a sra. Polis não foi a nenhuma sessão. Acredito que o comportamento de Ben revela que ele sofre de transtorno de déficit de atenção e hiperatividade. Ele demonstra falta de atenção, impulsividade, agressividade e desobediência.

Ao lidar com um filho que demonstra esse tipo de comportamento, os pais precisam estar cientes de uma coisa: enquanto uma criança "normal" pode não querer fazer algo, a criança hiperativa vai se recusar totalmente e, caso pressionada, terá um ataque de raiva. A criança tem dificuldades de se lembrar de instruções; um "não" claro é esquecido em poucas horas.

Uma vez que o cérebro dessa criança se torna intensamente estimulado por qualquer esforço mental, instruções de qualquer tipo costumam provocar uma reação feroz e descontrolada. Esteja preparado para repetir muito mais vezes todas as orientações e instruções que uma criança "normal" aprende e lembra rapidamente.

A maioria das crianças hiperativas não responde apenas a comandos de voz. Isso acontece não porque estão propositalmente desobedecendo aos pais, mas porque não processam as informações da maneira usual. Mesmo se chamadas diversas vezes pelo nome, elas podem não responder. Procure tocar a criança para conseguir atenção.

Faça-a olhar para você e concentrar a atenção em você antes de começar a falar. Gritar causará ainda mais confusão no cérebro da criança e pode fazer com que ela arme um escândalo. Se a confiança da criança nos pais for prejudicada por mensagens confusas, isso aumenta o problema, por isso é extremamente importante que ela receba mensagens consistentes dos pais a respeito do comportamento e de como eles se sentem em relação ao filho como pessoa.

Existem evidências cada vez maiores de que alergias podem causar hiperatividade em uma criança suscetível. As crianças podem ser alérgicas a alimentos e também a alérgenos inalados. Ben e sua família precisam ter cuidado, devido à asma e à hiperatividade dele, com a ingestão alimentar (dieta) e com inalantes. Ele precisa ser disciplinado nesse aspecto. Precisa de muito reforço positivo quando estiver se comportando bem e precisa que as coisas sejam explicadas mais do que seria necessário para outras crianças. Sua ingestão alimentar precisa ser controlada para perceber que alimentos podem fazer com que esse comportamento aumente ou se estabilize.

Se houver quaisquer outros assuntos que precisem ser discutidos, estou à disposição.

Procurar em meus muitos registros médicos e encontrar esse relatório foi uma surpresa para meus pais, porque pensávamos que eu havia sido diagnosticado aos 12 anos, mas no relatório consta que recebi o diagnóstico aos 8. O problema é que o DDA/TDAH não era reconhecido e tratado imediatamente, como é hoje. Isso mudou muito, conforme o distúrbio se tornou reconhecido no mundo todo. O psiquiatra recomendou melhores técnicas educacionais e alterações em minha dieta. Infelizmente, a solução não foi essa.

Devido às reações alérgicas a alimentos que provocavam asma, minha dieta sempre foi controlada. Meus pais me davam apenas alimentos saudáveis, que não eram cheios de aditivos químicos. Porque, se fossem, a asma pioraria.

Nunca tinha seguido uma dieta controlada específica para o DDA/TDAH. Eu acreditava que a alimentação não tinha muito a ver com o distúrbio. No entanto, minha opinião mudou nos últimos anos.

Eu não imaginava que a alimentação pudesse causar grandes mudanças na constituição psicológica do cérebro de uma pessoa, e os estudos mostram que apenas 5% dos indivíduos demonstram alguma melhora quando a alimentação é modificada.

Entretanto, mudanças sociais têm desempenhado grande papel em minha alteração de opinião. A obesidade é um problema mundial, principalmente em crianças. Por esse motivo, e apenas por ele, agora acredito que a alimentação tem muito a ver com o DDA/TDAH. Não no sentido psicológico diretamente, mas na saúde e no bem-estar de modo geral. Não tenho dúvidas de que dietas modificadas podem reduzir a hiperatividade, porque todos vemos o que acontece quando as crianças bebem muito refrigerante. Então estou dizendo que, basicamente, uma dieta saudável não prejudica e pode até ajudar, como ficou provado que melhora a retenção das informações e o bem-estar geral da criança.

Meus pais eram bons pais e controlavam com rigor meu comportamento. Descobrimos mais tarde que eu precisava de remédios para melhorar minha concentração e retenção de informações.

Antes de continuarmos, deixe-me dizer que eu não acredito que a medicação por si só é a solução para modificar o comportamento de uma criança com DDA/TDAH. Os remédios não são o segredo para a cura desse distúrbio e nunca serão! Seu filho deve aprender a controlar o comportamento, aprender a ajustar e a modificar a maneira como age. E pais que amam seu filho devem ajudar e mostrar a ele como fazer isso. Eu conseguia me concentrar quando precisava. Conseguia fazer o trabalho quando necessário, e conseguia me comportar bem quando queria. Mas eu não fazia isso antes simplesmente porque não sabia como me concentrar e modificar meu comportamento, como sei agora.

Dicas para os primeiros anos na escola

Os primeiros anos de escola são muito importantes – não apenas academicamente, mas também socialmente. Se seu filho teve experiências ruins com professores e alunos, elas podem afetá-lo anos mais tarde. Se ele começar a sentir raiva de um professor ou de uma matéria, pode manter essa atitude negativa ao longo de toda a vida escolar.

Minha dica nos primeiros anos é tentar, acima de qualquer coisa, manter a criança feliz. A aptidão acadêmica não é a coisa mais importante. Foi durante esses primeiros anos que comecei a realmente odiar a escola. Eu me lembro de chorar e implorar a meus pais que me deixassem ficar em casa. Eu era tratado de modo diferente pelos professores e colegas, porque eu era diferente. Soube disso desde muito cedo, e isso é especialmente difícil, porque é nesses anos que as crianças desenvolvem a noção de quem são. Ajude seu filho a ser saudável e feliz dando menos ênfase às notas e mais destaque às amizades que ele conquista. Procure envolver a criança em atividades com os colegas. Esse período deve ser divertido na vida dela.

Academicamente, eu não tive muito sucesso nos primeiros anos de estudo. Esse problema costuma ocorrer com crianças portadoras de DDA/TDAH. Elas não são burras, aliás costumam ser bem inteligentes. Mas aprendem de maneira totalmente diferente das outras crianças. O problema é que crianças com DDA/TDAH geralmente precisam aprender da maneira convencional. Para superar isso, muitos pais contratam profissionais especializados ou ensinam os filhos sozinhos. O período do primeiro ao quarto ano é difícil tanto para os pais quanto para a criança. Ela precisa aprender a ler e a escrever ou acabará ficando atrasada na escola e, posteriormente, na vida.

Listo aqui os maiores problemas. A criança não tem a mesma capacidade de concentração dos outros alunos e costuma perder o interesse muito rapidamente. A lição de casa geralmente é um assunto que termina em lágrimas, gritos e às vezes em conflito violento. A criança fica cada vez mais atrasada, até estar tão defasada que os colegas passam a achar que ela é de fato burra. A criança com o distúrbio costuma ser vista como distraída na sala de aula. Isso porque pensamentos mais interessantes vagam por sua mente.

Infelizmente, não existe uma resposta simples. Como pai, você deve persistir até que seu filho consiga ler e escrever de maneira que permita que ele passe para classes mais avançadas. Crianças com DDA/TDAH costumam repetir de ano quando são mais novas. Eu não concordo com essa política, pois ela contribui para um grande problema, que é a baixa autoestima. A criança com o distúrbio já se sente diferente, isolada e burra. Deixá-la para trás apenas reforça essa ideia.

Atualmente, sou tutor de um menino, que certa vez me disse:
– As outras crianças não têm de fazer tarefa extra.
Respondi:

– Você tem razão, elas não precisam fazer este trabalho, porque já o fizeram há alguns anos.

Conversamos rapidamente sobre isso. Tentei explicar a ele que todo mundo precisa aprender a ler e que isso leva algum tempo. Disse que ele estava perdendo tempo reclamando e não fazendo a lição. Perguntei:
– Você quer ler?
Ele respondeu:
– Sim.
– Então, o que o impede?
– Acho que nada.
– Isso não é verdade. Você mesmo está se impedindo. Por quê?
– Não sei.
Perguntei de novo:
– Você quer ler?
E mais uma vez ele respondeu:
– Sim, eu já disse que sim.

Fazê-lo refletir sobre o motivo que o levava a não conseguir ler como as outras crianças causou grande progresso nessa situação. Quando percebeu que ele mesmo era o motivo pelo qual não conseguia ler, seu esforço aumentou radicalmente e, em consequência, os resultados também.

Ao lançar mão dessa técnica – tentar fazer com que seu filho aceite a responsabilidade pela falta de progresso em alguma coisa –, você deve escolher as palavras com muita cautela. Cuide para não piorar ainda mais a já baixa autoestima da criança. Faça com que ela se sinta capaz de realizar qualquer coisa que um dia imaginou que pudesse fazer. E use essa conquista para reforçar um processo de pensamento positivo.

Essa técnica vem de minha experiência pessoal. Meu pai sempre me dizia: "Você pode fazer isso!" Aos 5 anos, eu conseguia esquiar melhor que muitos adultos. Meu pai me ensinava me segurando entre suas pernas e então me soltando, para que eu continuasse sozinho. Se eu caísse e começasse a chorar, ele dizia: "Levante!" Então, fazíamos tudo de novo. Toda vez que eu caía, me levantava e fazia tudo de novo. Fiquei tão bom nisso que meu pai me levava para as maiores descidas. Quando chegávamos ao fim, ele me dizia que eu havia completado uma descida sombria (a mais difícil). Uma vez ele me disse que íamos fazer uma descida sombria e eu não quis ir, então ele falou: "Você já fez isso antes. Você se machucou?" Respondi que não. E ele perguntou: "Então, o que o está impedindo? Vamos!"

Quando percebi que podia fazer qualquer coisa, minha confiança aumentou muito. Eu me tornei tão bom que esquiava ao redor de adultos que tinham caído, jogava neve neles e gritava: "Inútil!" Isso aconteceu muitas vezes, até que meu pai me castigou, porque, durante a longa espera pelo próximo teleférico, notou alguns adultos olhando para ele com cara feia. Mas continuei fazendo isso. Era muito divertido!

Você deve encontrar algo, qualquer coisa, em que seu filho seja bom, para melhorar a autoestima dele. Os esportes ajudam muito todas as crianças dessa idade, especialmente as portadoras de DDA/TDAH. Quando competem nos esportes, sua energia ilimitada e seu entusiasmo costumam brilhar. Acredito que os esportes individuais são melhores para crianças com o distúrbio, que costumam ficar isoladas em esportes de equipe, em razão de seu comportamento. Os esportes individuais melhoram a autoestima, porque as crianças descobrem que fizeram tudo sozinhas. Também dão a elas uma válvula de escape, para que não descontem a raiva e a frustração nos pais. Crianças com DDA/TDAH costumam ficar entediadas quando fazem as mesmas coisas, então, quando isso acontecer, você precisa estar preparado para mudar ou experimentar outro esporte. Mais importante: procure permitir que seu filho escolha a próxima prática esportiva. Isso faz com que ele se torne responsável pelas próprias atitudes e evita que ele diga: "A culpa é sua, mãe. Você me obrigou a fazer isso!" A ideia de incentivar e tentar criar uma atitude mental positiva não é um conceito novo, mas é uma tática crucial para qualquer pai que queira aumentar a autoestima do filho, principalmente nos primeiros anos de escola.

A questão é: Como os pais e os professores esperam controlar uma criança que não consegue controlar o próprio comportamento? É impossível... a menos que você a ensine a entender o próprio comportamento, o que discutiremos mais adiante.

Desastres familiares

Meninos não devem brincar com brinquedos de homens

Era Páscoa e o ano era 1990. Cinco famílias foram a Cape Paterson, uma cidade litorânea no estado de Victoria, para surfar, pescar e relaxar. Mas as coisas não seriam simples assim, pois Ben Polis estava na área. Ficamos no *trailer* dentro do parque da região, admirando o mar do estreito de Bass. Meu pai e seu amigo eram ótimos mergulhadores, afundando no mar com *snorkel* para pescar com armas de pesca submarina e um arpão do tipo *Hawaiian sling*, um instrumento com cerca de dois metros de comprimento, com uma ponta bem afiada de um lado e uma forte borracha do outro, que lança o arpão no peixe. Eu tinha apenas 9 anos, mas me lembro bem dessas férias. Um dia, meu pai e seu amigo voltaram do mergulho e deixaram o arpão na frente do acampamento. Peguei o instrumento para mostrar ao meu primo Lachlan como ele funcionava. Lancei o arpão verticalmente, cerca de dez metros para cima. Repeti o movimento diversas vezes, até que um vento forte fez com que o arpão fosse parar na rede elétrica, o que causou um curto circuito entre dois fios. E tudo isso aconteceu em um piscar de olhos. O poste sob o qual Lachlan e eu estávamos explodiu, e faíscas voaram para todos os lados. Parecia um dia de guerra. Então, a corrente elétrica passou para todos os postes, estourando um por um, formando um grande círculo ao redor do acampamento. Todos os fios de eletricidade caíram no chão, passando perto de barracas e carros. As pessoas saíram correndo para ver o que estava acontecendo. Não sei como ninguém se feriu nem morreu. Os únicos fios que não se soltaram foram os dois com a lança de alumínio ainda pendurada neles. Uma equipe de reparos foi chamada para cuidar do prejuízo.

Não vi nada disso, porque me escondi dentro do nosso *trailer* por horas, coberto por sacos de dormir. Assustado, pensei, como qualquer criança, que o que os olhos não vissem o coração não sentiria. Lembro de ter pensado que eu não era capaz de fazer nada certo. Até hoje, pensando no que fiz, percebo que essa época da minha vida ainda me entristece. Eu queria morrer, e cheguei a pensar em me matar. Isso parece ainda mais triste quando lembro que eu tinha apenas 9 anos, mas vivi esse pesadelo muitas vezes quando era ainda menor. Eu era diferente, burro, estava sempre metido em confusão e todos me odiavam. Bem, isso não é verdade, mas era o que eu pensava na época.

Meu pai me contou que, depois de a equipe de reparos passar a maior parte do dia cuidando de tudo, o chefe deles perguntou a algumas pessoas, incluindo meu pai, sobre o acidente. Ele disse: "Vocês sabem quem fez isso? Antes de responderem, quero dizer que a despesa com os reparos ficou em torno de treze mil dólares, e, se os pais do menino que fez isso tiverem o mínimo de bom senso, devem arrumar as coisas e partir imediatamente. Entendem o que estou dizendo?" Meu pai pode ser honesto, mas não é idiota. E foi o que fizemos, e nunca mais voltamos a Cape

Paterson desde então. Gostaria de agradecer ao homem que disse ao meu pai que tínhamos de ir embora, porque, caso contrário, estaríamos pagando a conta até hoje.

O que acabei de contar é um exemplo típico de uma criança com DDA/TDAH fazendo algo sem perceber as consequências de seus atos. Eu não podia prever que brincar com um arpão perto da rede elétrica poderia causar tanto prejuízo e até matar alguém. Meus pais ficaram chateados, mas eu não fui punido de modo algum. O fato de eu estar me punindo já era castigo suficiente. Eu entenderia se tivesse sido castigado por meus pais, mas de que adiantaria? O mais importante era minha condição mental. Por me sentir burro, sempre me metendo em problemas, eu precisava de apoio, e não de mais castigos. Felizmente obtive ajuda de meus pais, e este é meu conselho aos outros pais. Não castigue uma criança que já está se sentindo inferior. Por mais difícil que seja às vezes, você deve dar apoio a seu filho, principalmente nos piores momentos. Se você castigá-lo ou não der apoio algum quando ele se sentir frágil e vulnerável, quem vai ajudá-lo quando ele mais precisar?

Vamos ver agora outra situação em que dois sintomas de DDA/TDAH – impulsividade e determinação/teimosia – se combinam. Escrevi a seguinte história no último ano do colégio para um trabalho de língua inglesa. Deveria ser um exercício de redação criativa, mas a história é real, como todo o resto neste livro.

Quem ousa, vence!

Quando penso na minha infância, lembro-me de uma experiência importante. Ela continua tão clara hoje como na noite em que tudo aconteceu. Eram quase quatro da tarde quando minha família e eu deixamos o *camping* que ficava ao lado de um parque nacional. O parque ficava a cerca de cinquenta quilômetros de Sydney. Quando partimos pela trilha, ela parecia estar tomada por videiras e arbustos que nos cercavam, enquanto caminhávamos cada vez mais em direção ao desconhecido. Pensando nisso agora, parece ridículo, mas estávamos mais interessados no papo do que na caminhada.

Conforme o dia passava e seu fim se aproximava, o céu noturno escureceu nosso caminho e a conversa se intensificou. Comecei a perguntar aos meus pais o que havia na floresta sombria. As árvores agora eram apenas sombras escuras que pareciam se mesclar com o céu noturno. "Está com medo, Ben?", perguntou meu pai. Respondi "Não", mas eu tinha só 10 anos e estava morrendo de medo do escuro e principalmente da incerteza do momento. Meus pais e minha irmã mais velha, Adelaide, começaram a me provocar, rindo do medo que eu tinha do bicho-papão. Eles ficavam perguntando: "Será o bicho-papão, Ben? Buuuu!" Fiquei para trás, e eles deixaram que eu continuasse andando sozinho. Minha mãe, então, me desafiou a ir caminhando sozinho de volta até a nossa barraca, por cem dólares. Isso era muito dinheiro na época para um menino de 10 anos. Depois de passar alguns minutos analisando vantagens e desvantagens, o fato de eu ser grande fã das Tartarugas Ninjas na época guiou minha decisão. Pensando no tanto de bonecos que eu poderia comprar com aquele dinheiro, voltei sozinho para o acampamento para ganhar a aposta.

Pensei que a maneira mais rápida e mais correta de voltar seria caminhando em linha reta, seguindo as luzes que brilhavam no horizonte como estrelas no céu. A caminhada logo se transformou em corrida, enquanto eu tentava não pensar no bicho-papão que, o tempo todo, aparecia na minha cabeça, como se fosse um pesadelo. Correndo, eu me concentrei totalmente no caminho a frente e nas Tartarugas Ninjas que eu poderia comprar se conseguisse!

Enquanto isso, meus pais estavam achando que eu voltaria para perto deles e combinaram que, quando eu me aproximasse, todos dariam um pulo e gritariam para me assustar. Eles não acreditaram que eu conseguiria voltar sozinho ao acampamento. Quando perceberam que eu não voltaria para perto deles, saíram correndo, desesperados, procurando por mim. Nesse momento, eu já estava no acampamento e comecei a me perguntar onde estava minha família. Para passar o tempo, peguei um pouco de dinheiro da bolsa da minha mãe. Eu pretendia devolvê-lo com os meus cem dólares, que eu não via a hora de receber. E fui jogar *videogame* em um salão de jogos no acampamento.

Meus pais, a essa altura dos acontecimentos, já tinham se perdido e por fim encontraram um posto da guarda florestal dentro do parque. Então, o guarda telefonou para seus colegas e dentro de quinze minutos havia seis guardas vasculhando a floresta, totalmente imersos na escuridão. Duas horas depois, sentado na barraca, porque o salão de jogos havia fechado, eu comecei a entrar em pânico. "Onde está minha família?" Muitas horas depois, eles voltaram para a barraca e me encontraram dormindo tranquilamente.

Essa experiência revela minha precoce determinação de vencer quando suficientemente desafiado por mim mesmo. Isso é algo que tenho de fazer todos os dias, pois sou muito preguiçoso se não me forço a fazer as coisas. Escrever este livro, por exemplo. Como muitas coisas, escrever me frustra, e desisto facilmente quando as coisas se tornam difíceis ou chatas demais. No entanto, eu me forço a fazer o que precisa ser feito me isolando de todos ao meu redor. Às vezes, eu me sinto meio como o Dalai-Lama, em um exílio autoimposto, fugindo do mundo. Tenho tanta dificuldade em me concentrar que, quando finalmente começo a fazer algo, não posso deixar outras coisas, como a televisão ou um telefonema, me distraírem.

Quinto ano e expulso de outra escola

Era o primeiro dia de aula do quinto ano, na escola particular, com um professor novo. Ele era bom e todas as crianças o adoravam. Era um homem rígido, porém justo – exatamente do que eu precisava. Meus pais e eu achamos que seria bom para mim ter um professor do sexo masculino, que pudesse lidar com meu comportamento agitado, principalmente porque a maioria das vezes eu tinha apenas professoras.

As coisas pareciam boas para mim. No entanto, o ódio que eu sentia da professora anterior ainda estava vivo em mim, então fiz algo inacreditavelmente idiota. Eu queria dar o troco pela forma como ela havia me tratado nos últimos dois anos. Alguém tinha espalhado pela sala a foto de um casal fazendo sexo. E eu havia levado a imagem para a escola! Então pensei: *Dessa vez ela não me escapa!* Primeiro, escrevi o nome do namorado dela na cabeça do homem que aparecia na foto. Ele estava por cima da mulher, em uma posição um tanto promíscua. Então, escrevi o nome dela na cabeça da mulher. Desenhei um balão, como se minha ex-professora estivesse dizendo: "Oh, querido!", e coloquei a foto dentro do diário da professora para que, no dia seguinte, ela tivesse uma agradável surpresa. Acho que ela ficou bastante surpresa mesmo, porque acabei sendo expulso no dia seguinte!

Aquilo foi um golpe violento para mim, porque nunca pensei que seria expulso do colégio. Mas eu me enganei, e aquela seria a primeira de muitas escolas que me expulsariam. Meus pais não ficaram felizes quando isso aconteceu. No entanto, fui responsável pela melhoria das condições financeiras deles. Meu pai telefonou para a escola pública mais próxima de casa e avisou que eles teriam um novo aluno. Houve certa objeção, porque a escola estava cheia. Mas, na época, acredito que meu pai já estava farto. Ele disse ao diretor que, pela lei, seu filho tinha o direito de receber educação; aquela era a escola pública mais próxima e era para onde seu filho iria.

Minha nova escola era boa, e tive um professor que sabia de verdade lidar comigo. Ele me fez odiá-lo, porque era exatamente como eu e me desafiava de todas as maneiras. Eu estava sempre tentando irritá-lo, sendo chato e agindo como o palhaço da sala. Sempre tive problemas com autoridade, e continuo tendo. Não me importa quem determinada pessoa é ou que posição ocupa. Trato com respeito as pessoas que merecem, mas, se percebo que elas não merecem, não as respeito mesmo. Isso ainda me traria problemas na escola e no trabalho quando eu ficasse mais velho. O professor sempre me expulsava da sala quando eu fazia uma piadinha ou quando apenas agia naturalmente, ou seja, exatamente como uma criança com DDA/TDAH. O problema estava na minha cabeça. Porém, ele não agia da forma como queria que eu agisse. Se ele podia fazer piadas o tempo todo, por que eu não podia? Ele era o professor, e eu, o aluno, mas eu não conseguia enxergar essa diferença por causa da minha falta de respeito por autoridades. Não sei por que eu assumia essa atitude em relação aos meus superiores. Acredito que era porque eu sempre estava metido em encrenca. Era sempre eu contra eles, ou algo assim...

Durante o quinto ano, passei muitas semanas no hospital por causa da asma. Ainda tenho diversos cartões de melhoras enviados por alunos e professores, e dou risada ao lê-los. O cartão que meus colegas de classe enviaram é muito verdadeiro e engraçado. É assim:

Fique bom logo

Ao querido Ben,

A classe fica meio quieta quando você não está e não tenho ninguém para azucrinar. Então, fique bom e volte logo para cá!

Seu professor

Comentários dos alunos

Ben, as coisas na escola não têm mais graça!
Volte, a escola é chata sem você!
Ben, você não está mais aqui para nos encher!
Ben, espero que você melhore logo.
PS: Espero que você volte logo, assim posso ver você se dar mal outra vez!

No quinto ano, meu desempenho escolar melhorou bastante. Acho que a nova escola era boa para mim porque as crianças eram de famílias comuns. Isso tornava a interação mais fácil. Elas praticavam esportes na hora do almoço e eram bem mais bagunceiras. Isso foi bom para mim, e seria bom para qualquer outra criança com DDA/TDAH que tivesse energia em excesso. Comecei a praticar futebol australiano, o que me deu mais chances de extravasar a raiva e a frustração, em vez de direcioná-las a meus pais e professores. Meu relatório escolar daquele ano trazia os seguintes comentários:

Inglês: Uma ampla melhora na atitude em relação à linguagem em geral permitiu que Ben alcançasse grande progresso este ano.

Matemática: Tem capacidade para ir bem quando se concentra. Ben demonstra ter as habilidades necessárias para gerar resultados.

Estudos gerais: Precisa se esforçar muito para cooperar com o grupo. De vez em quando demonstra excelente conhecimento e habilidades.

Artes: Ben tem boas habilidades artísticas, mas costuma não demonstrá-las, devido a sua falta de concentração.

Comentários gerais: Ben tem demonstrado grande melhora em sua atitude em relação às tarefas. Com maior esforço para se manter presente nas atividades, sem ficar conversando em aula e se esquecendo das consequências de suas ações, seu rendimento será ainda melhor. Ben precisa demonstrar um pouco mais de empatia pelas outras crianças e não tentar falar mais do que elas o tempo todo.

Sexto ano

Durante o sexto ano, meu comportamento piorou, e eu agredia meus colegas, meus pais e minha irmã o tempo todo. Sempre fui maior que as outras crianças, porque me desenvolvi antes. Acho que era violento e estava sempre atacando todo mundo porque eu detestava ser quem era. Esse ódio, então, se voltou para o resto do mundo.

A lição de casa era sempre um problema, e meus pais ficavam muito preocupados, pois eu estava prestes a entrar no segundo ciclo da escola primária.* Eu havia entrado para um time de basquete e agredi um de meus colegas de equipe porque ele estava me perturbando. Incidentes como esse eram comuns durante o ano. Nem meus pais nem os professores conseguiam me controlar. Eu estava crescendo bastante e rapidamente. Fazia o que queria e quando queria.

---

* Diferentemente do sistema escolar brasileiro, o sistema de ensino australiano é dividido em escola primária (primeiro ciclo, do primeiro ao sexto ano, e segundo ciclo, do sétimo ao nono ano) e secundária (do décimo ao 12º ano). O décimo ano corresponde ao primeiro ano do ensino médio no Brasil. (N. do E.)

Essa escola, como todas as outras, havia se cansado de mim, principalmente a professora de educação artística. Crianças com DDA/TDAH podem se dar bem se tiverem dons artísticos. Mas a arte nunca foi meu ponto forte. Como para muitas crianças portadoras do distúrbio, o problema é que qualquer ambiente escolar sem estrutura costuma ser muito difícil. Fazer trabalhos com madeira, tecido e tinta exige alto nível de concentração. Tentar fazer com que uma criança com DDA/TDAH pinte um quadro sozinha é quase impossível. Ela se distrai facilmente com tintas e ferramentas. Comer a tinta ou pintar o colega ao lado costuma ser mais interessante do que se concentrar na tarefa. Mas isso não acontece em todas as situações. Uma criança com o distúrbio pode se dar bem se gostar de artes.

Porém esse não era o meu caso. Quer dizer, eu gostava das matérias, porque eram muito divertidas – eu aprontava todas. Mas, do ponto de vista acadêmico, não me saía bem. Um exemplo disso foi o trabalho de marcenaria do 11º ano. Escolhi essa disciplina porque era fácil. Ou pelo menos eu achei que era. Quase reprovei nessa matéria. Eu conseguia fazer as atividades, mas estava mais interessado em conversar e me divertir.

Além disso, essas aulas costumam acontecer em período duplo no fim do dia. Nesse horário, uma criança com DDA/TDAH mal consegue se concentrar para amarrar o tênis. Esse é um problema enorme. Coloca-se uma criança com o distúrbio em uma aula como essa no fim do dia, quando sua concentração está no nível mais baixo, e espera-se que ela trabalhe de maneira independente em uma sala de aula repleta de distrações? Não dá! É a receita certa para o desastre.

Foi o que aconteceu comigo no sexto ano. Imagine a seguinte situação: eram os últimos vinte minutos de aula de uma sexta-feira, depois de uma semana cheia de afazeres, e eu não estava em minha melhor condição. Estava cansado, frustrado e entediado. Eu precisava fazer algo com argila rapidamente. Comecei a enrolá-la no formato de um pênis de sessenta centímetros. Então tive uma brilhante ideia: *Vamos fazer uma cara parecida com um pênis!* Muito engraçado para um aluno com DDA/TDAH e para seus colegas. Moldei a argila muito bem. A forma, a princípio, parecia um nariz, mas depois era reconhecida como pênis, com olhos que pareciam testículos e cabelos que pareciam pelos pubianos. Terminei minha obra de arte em tempo recorde. Coloquei meu trabalho sobre a mesa da professora para que ela o levasse ao forno. Se ela gostou da minha obra-prima? Não, quase teve um ataque! Na segunda-feira seguinte, meu pai e eu fomos chamados para conversar com o diretor e com a professora de artes. Eu me lembro de tudo com muita clareza, e achei a maior graça! A professora disse com muita calma e educação: "Benjamin fez uma enorme anatomia masculina!" Neguei por cerca de dez minutos. "É um rosto! Não vejo o que há de errado com ele. Eu gosto dele!" De qualquer maneira, eles quiseram me expulsar, e meu pai implorou que me permitissem ficar.

  Meus pais e professores logo notaram um padrão em meu comportamento. Eu sempre me metia em confusão, geralmente à tarde, porque estava cansado e entediado. Esse padrão perdurou ao longo de meus anos escolares. Estou tentando dizer que, se você puder impedir que seu filho com DDA/TDAH tenha aulas desse tipo na parte da tarde, será melhor para você e para a escola. Infelizmente, tem-se pouco controle sobre os horários da escola. É preciso estar preparado para problemas nas aulas do período da tarde e explicar à escola por que eles ocorrem. Também vale a pena notar que o remédio perde o efeito à tarde, o que aumenta o problema.

  Todos os dias eu saía feito louco da escola, de bicicleta, aterrorizando os pais que esperavam seus filhos. Muitos deles me detestavam e me lançavam olhares de reprovação. Eu adorava isso e propositalmente começava a perturbar seus filhos. Tudo não passava de uma grande brincadeira para mim, e eu adorava chamar atenção. As pessoas costumavam pensar que eu agia daquela maneira por ser mimado, porque meus pais eram ricos. Essa impressão me perseguia por todos os lados. Eu sempre tinha os tênis mais novos e as roupas da moda, e esfregava tudo isso na cara dos outros. Sou muito competitivo em tudo que faço e detesto perder. Talvez isso se deva à baixa autoestima que eu tinha quando criança. Os outros alunos eram meus amigos até que iam à minha casa e viam a quantidade de brinquedos e outras coisas que eu tinha. Depois disso, passavam a me ignorar na escola.

Isso também acontecia em clubes. Quando eu tinha 11 anos, entrei para o time de críquete do clube local, e meu pai comprou para mim um equipamento novo assim que comecei. As outras crianças ficaram com tanta inveja que começaram a me perturbar e a me isolar. Em um sábado qualquer, saí correndo do campo de críquete onde estávamos jogando. Fui andando para casa e demorei horas para chegar. Eu mudava frequentemente de escola e de clube, porque deixava de ser bem-vindo. No fim das contas, o problema foi resolvido quando saí da nossa região e fui jogar críquete em um bairro mais rico. Ainda não consigo entender por que as pessoas agiam daquela maneira – eu não tinha culpa por meus pais poderem comprar coisas para mim!

Você pode estar pensando que eu merecia esse tratamento porque me gabava de ter coisas legais. Mas isso só passou a acontecer quando fiquei mais velho. Transformei a situação em um jogo. Se as pessoas iam sentir inveja de mim porque eu sempre vestia roupas novas, eu não podia fazer nada. Eu não ia devolver as roupas que meus pais me davam, certo? Então, inverti a situação e procurei me divertir exibindo minhas coisas novas. As pessoas me odiariam de qualquer jeito, então eu fazia com que me odiassem ainda mais.

Devido ao meu comportamento, todas as pessoas da região me conheciam pelos motivos errados. Um corretor de imóveis deve manter uma boa reputação para conseguir trabalho em sua região. Eu era tão endiabrado que meus pais acreditavam que as pessoas não procurariam meu pai para ser seu corretor. Eles achavam que eu atrapalhava os negócios. Para resolver a questão da má reputação – depois de passar por três escolas e três clubes diferentes –, comecei a frequentar colégios cada vez mais distantes. Meus pais sempre diziam que eu ia acabar parando em Darwin, a quase cinco mil quilômetros de distância, porque eu já não era bem-vindo em nosso estado, Victoria. Eles também pensaram em me mandar para um colégio interno em Darwin, pois assim eu não poderia correr para casa como fazia em Melbourne. Mas eles estavam apenas brincando – eu acho.

A escola muda ao longo do sexto ano

Perto do quinto ano e definitivamente no sexto, comece a fomentar a independência de seu filho. É um grande choque para a maioria das crianças entrar para o segundo ciclo da escola primária. Mas, para uma criança com DDA/TDAH, isso pode ser desastroso. Assim, prepare-se ajudando seu filho a se tornar independente. Comece a fazer com que ele assuma responsabilidade pelas próprias ações. Pare de mimá-lo, porque, a partir do momento em que ele entra nessa fase, tudo muda.

Durante esses anos, você deve começar a estimular a autoeducação. Se conseguir que seu filho se habitue a uma boa rotina de estudos, ele pode continuar esse trabalho na escola secundária. Se ele tiver problemas de aprendizado – como acontece com muitas crianças com DDA/TDAH –, eles devem ser trabalhados antes da escola secundária. Sim, isso é difícil, mas, se não for feito, ele pode sofrer um grande baque na transição de fases. Os colégios secundários costumam ser maiores que a escola primária e, assim, existe uma chance maior de seu filho cair nos vãos do sistema educacional. Procure estabelecer um bom relacionamento com ele no que se refere ao trabalho escolar e faça parte da vida dele.

Também acho que é uma boa hora para começar a falar sobre sexo com seu filho. As crianças entram na puberdade em idades distintas. Pode ser uma experiência assustadora quando as coisas começam a acontecer com seu corpo sem que você compreenda completamente o que está ocorrendo.

Meu diagnóstico de TDAH

Durante o sétimo ano, meu comportamento ficou tão ruim que minha mãe não conseguia mais lidar comigo. Ela estava determinada a descobrir o que havia de errado com seu filho. Ela já havia me levado a muitos psiquiatras infantis que não esboçaram soluções, além de sugerir melhores métodos educacionais. Desesperada, ela entrou em contato com o Hospital Royal Children's, o maior hospital pediátrico da Austrália – o mesmo que havia salvado minha vida em 1984, quando fiquei na UTI com asma crônica. Seu primeiro contato ali foi um médico veterano do Centro de Saúde do Adolescente. Ele não era um especialista em DDA/TDAH, mas me direcionou a outro psiquiatra infantil. Dessa vez, estávamos chegando a algum lugar. Toda semana, durante meses, íamos ao hospital para passar por consulta com meu novo médico. No começo eu não gostava de ir, porque ele me fazia muitas perguntas pessoais, mas ao mesmo tempo me entendia melhor do que qualquer outra pessoa. Ele me receitou Ritalina, um medicamento estimulante. Meu comportamento não mudou imediatamente – na verdade não mudou muito por três ou quatro anos. É realmente disso que este livro trata.

Eu tenho TDAH e tive de aprender a conviver com isso. Precisei aprender a modificar meu comportamento e treinar a maneira como meu cérebro funciona. Os remédios ajudam, mas não resolveram minha impulsividade, raiva ou falta de concentração, nem os surtos de atividade frenética seguidos por longos períodos de preguiça. Tive de aprender a me controlar, porque não podia continuar tomando Ritalina o tempo todo para modificar meu comportamento. Eu preferiria passar o resto da vida sem remédios a tomá-los todo santo dia. A maioria dos pais e dos médicos não entende como é ser derrubado por esses medicamentos por vários dias. Os médicos acreditam que não existe problema algum em prescrever essa medicação por longos períodos, e tenho certeza de que não há mesmo problema. Mas gostaria de saber o que os estudos mostram a respeito do desgaste mental que é ter o processo intelectual hiperestimulado durante meses ou até anos ininterruptamente. Acredito que esses remédios funcionam melhor quando usados com moderação. Quero dizer que eles só devem ser utilizados quando você realmente precisa. Para que medicar seu filho, se com isso ele só fica assistindo à televisão como se fosse um zumbi?

Esta é a carta que meu psiquiatra escreveu ao médico do Centro de Saúde do Adolescente, para agradecer por ele ter me indicado como paciente.

4 de junho de 1994

Obrigado por indicar a mim o paciente supracitado. Encontrei Benjamin Polis com seus pais em duas ocasiões. Benjamin tem um longo histórico de problemas comportamentais. No momento, existe uma grande desarmonia na família devido ao comportamento do garoto. Os pais sentem que não podem mais lidar com a situação.

Ao rever o histórico do paciente, observei que existem boas evidências de que Benjamin sofre de transtorno de déficit de atenção e hiperatividade. No momento, a maior dificuldade é controlar sua impulsividade.

Durante uma consulta individual, Benjamin foi cooperativo. Estava inquieto. Não vi sinais de ansiedade tampouco de distúrbio depressivo. Ele se mostrou bastante negativo em relação ao pai, mas se dispôs a cooperar com o tratamento.

Comecei a terapia cognitiva comportamental para ajudar Ben. Devido à urgência da situação, acredito que podemos combiná-la ao uso de medicação estimulante. Os pais e Ben ficaram satisfeitos com isso após uma conversa. Começarei a administrar baixas doses de Ritalina, e ele continuará passando por consultas frequentes.

Sétimo ano

Minha irmã decidiu que eu deveria estudar em outro colégio, diferente do dela. Ela tinha vergonha de mim e não queria nenhum contato social comigo. Não a culpo por isso, porque eu não tinha uma fama muito boa na região. Meu nome era conhecido, e ainda é, em todos os lugares por onde eu passava, mas não me importo. Na verdade, eu me divirto contando às pessoas o que estou fazendo e adoro ver a reação delas quando digo que estou na faculdade. Sempre que perguntam: "O que aconteceu com aquele seu filho?", meus pais sentem muito orgulho em poder dizer que estou na universidade às pessoas que me consideravam um fracasso há muitos anos. Minha mãe também acha graça quando outras mães perguntam de mim e ela conta as novidades.

O sétimo ano provavelmente foi o pior de todos. Como de costume, eu odiava a escola, e o sentimento era recíproco. Foi a primeira vez que me senti completamente envergonhado por ter transtorno de déficit de atenção e hiperatividade. Minha mãe informou a escola a respeito de minha condição, esperando obter um pouco de compreensão quando eu criasse problemas. Eu admito, sem pudor algum, que no sétimo ano eu estava fora de controle. Reprovei em todas as matérias com honras!

    Analisando agora o que passou, acredito que existe um bom motivo para meu comportamento e meu histórico escolar tão ruins. No primeiro ciclo da escola primária, tudo era controlado. Receber ordens para sentar ou levantar era ótimo para uma criança como eu. No entanto, no segundo ciclo, essa rotina acabou. Eu tinha de me organizar para acordar na hora certa e pegar um trem e um ônibus. Quando eu finalmente conseguia chegar à escola – quase sempre atrasado –, tinha de pegar os livros e encontrar a sala de aula. No meu colégio, os alunos mudavam de sala a cada aula. Eu esquecia livros, lição de casa, roupas e muitas outras coisas, e sempre chamava atenção de modo negativo, porque era completamente desorganizado. É por isso que acho que, se seu filho tem DDA/TDAH, você deve treiná-lo ainda no primeiro ciclo para se tornar mais independente, mais organizado na escola e em casa e também para cuidar de si mesmo. Se você não fizer isso, ele será vencido pela falta de rotina, e seu progresso acadêmico e seu comportamento sofrerão.

    Foi exatamente isso que aconteceu comigo. Certo dia, durante a aula de francês, estávamos fazendo uma prova, e eu não conseguia responder nem mesmo à primeira pergunta. Acho que era como dizer "Meu nome é Ben" em francês. Fiquei sentado pensando como eu era burro. Gostaria de ter lembrado a resposta, porque certa vez conheci uma bela francesa, e esse conhecimento teria sido útil. Depois de passar cinco minutos sentado, o tédio chegou. Como qualquer criança com DDA/TDAH, comecei a me divertir irritando a pessoa ao meu lado e depois a professora. Perguntei se podia fechar as janelas porque estava com frio, o que era mentira. Subi no parapeito para fechar a janela de cima. Todos estavam olhando para mim, e eu adorei a atenção. Então, fingi ter caído! Enquanto caía, agarrei a cortina e me balancei de um lado para outro algumas vezes. Então, fingi novamente que caía, mas dessa vez caí de verdade e sem querer chutei a cabeça de um menino. Encrencado de novo! A professora gritou com toda força: "Vá para a C3!" – a sala de advertência.

Não sei por que eles não me mandaram para lá de vez, já que passei a maior parte do ano ali. Nos últimos anos, conversei com muitos de meus colegas daquela época, e todos disseram a mesma coisa: "Eu adorava ir à C3, porque você sempre estava lá e a gente se divertia". Na sala de advertência, tínhamos de escrever em um livro o que havíamos feito de errado. Os alunos disseram que adoravam ler esse livro. Era um registro detalhado de tudo que eu havia feito, das façanhas menos memoráveis da minha vida.

Durante o sétimo ano, encarei o primeiro desafio de tomar remédios. Todos os dias de manhã, minha mãe preparava o café. Cuidadosamente dispostos sobre a mesa ficavam a comida, a Ritalina, os comprimidos contra asma e dois tipos de inalantes também contra asma. Essa era minha rotina diária. Mas eu não me preocupava por ter de fazer isso todos os dias. Essa tem sido uma parte de minha vida desde os 8 anos. Analiso as coisas da seguinte maneira: preciso tomar o remédio contra asma todos os dias para não morrer, por isso não faz diferença tomar Ritalina para que as pessoas parem de querer que eu morra. Estou brincando!

O problema era a dose da hora do almoço, que eu não tomava! Esse foi um grande problema durante a escola – mesmo no último ano. Minha mãe colocava a Ritalina em uma caixinha, como aquelas de filme de máquina fotográfica, junto com meu almoço, porque eu tinha vergonha de ter que tomar remédio. Quando alguém perguntava para que servia a medicação, eu dizia que era para a asma. Na escola, desenvolvi uma técnica excelente para tomar Ritalina na hora do almoço sem que ninguém percebesse, nem mesmo se eu fizesse isso na frente de todo mundo. Meus amigos sempre pegavam a bebida da minha mochila, e isso me deixava irritado, porque assim eu não tinha líquido para me ajudar a engolir os remédios. É muito difícil engolir comprimidos com a água do bebedouro. Na teoria, essa rotina deveria ter funcionado, mas falhava muitas vezes. Após passar algumas horas preso na sala de aula, eu me sentia como um touro enjaulado. Quando o sinal tocava, saía correndo da sala e chegava ao pátio para extravasar minha energia. Era hora de correr, brincar e às vezes brigar.

Os boatos de que a Ritalina inibe o apetite são verdadeiros no meu caso. Por causa dos efeitos colaterais da medicação, eu raramente almoçava – apesar de que essa afirmação não é totalmente verdadeira. Quando tomo esse remédio, perco o apetite para alimentos comuns, como a comida que minha mãe preparava para mim. Mas muitas vezes eu comprava coisas mais interessantes na lanchonete da escola, por isso esquecia ou não me dava o trabalho de tomar o remédio. Esse efeito colateral da Ritalina é meio esquisito. Eu sinto fome, porque estou fraco e meu estômago dói, mas não como. Eu como um pouco, mas acabo mais beliscando os alimentos e geralmente jogo o resto fora ou dou para alguém. A consequência de não tomar a medicação na hora do almoço era que meu comportamento ficava instável e incontrolável nas aulas do período da tarde.

Não gosto de ser diferente!

No colégio, pela primeira vez todo mundo soube o que havia de errado comigo. Uma menina tinha um distúrbio alimentar –

na verdade, eu achava que ela tinha. Não tenho muita certeza, mas na época, quando eu pensava alguma coisa, essa coisa passava a ser verdade para mim. Eu provocava a garota por causa disso e contei para todo mundo. Eu achava que ela queria apenas chamar atenção. O orientador do colégio disse à menina que, quando eu voltasse a provocá-la, ela deveria falar: "Eu sei o que há de errado com você!" Ela fez isso, e eu fiquei muito bravo. Descontei tudo na minha mãe quando cheguei em casa. Eu disse que não queria que a escola soubesse porque aquilo era exatamente o que eu achava que aconteceria – meu segredo seria revelado. Mas eu estava errado. A escola não tinha dito à menina qual era o meu problema. Meus pais, o orientador do colégio, a menina e eu tivemos uma reunião. Até então, ela não sabia que eu tinha TDAH, mas agora já estava sabendo, e a partir dali a escola toda saberia também. Daquele dia em diante, professores e alunos começaram a me tratar de um jeito diferente. Eu não irritava mais os outros, porque eles agora tinham uma arma poderosa contra mim, e a usavam. Quando eu provocava alguém, eles jogavam isso na minha cara. Mas acho que provavelmente eu merecia. Os pais precisam levar essa possibilidade em consideração quando contam às pessoas que seu filho tem DDA/TDAH.

A criança já se sente diferente e tem baixa autoestima. Se seus colegas gritarem: "Ele tem DDA/TDAH!", sua autoimagem ficará ainda mais prejudicada. Mas, sem contar à escola, como os professores e a direção conseguirão compreender o comportamento da criança e suas necessidades específicas? Sugiro que o problema seja revelado à escola após solicitar que apenas os professores saibam dele. Não conte aos pais de outros alunos, a menos que confie neles. As pessoas falam e podem ser muito maldosas. Você deve se lembrar de que seu filho não quer ser diferente, mas percebe que é. Ao contar a todos, você cria um problema ainda maior para ele.

Os professores não estão preparados para lidar com alunos com DDA/TDAH. Eles costumam lançar mão de estratégias absurdas, que não funcionam, e forçam o aluno a usá-las. Por exemplo, um professor me deu um elástico de prender dinheiro e, sempre que eu fazia algo impulsivo, tinha de rodá-lo no pulso para lembrar que eu precisava me controlar. Tentei, mas não melhorou minha impulsividade nem um pouco. Passou a ser apenas mais uma ferramenta de distração na sala de aula. Eu tinha um estoque ilimitado desses elásticos, embora os perdesse o tempo todo. Sempre que eu ficava entediado ou perdia a concentração, acertava um colega ao lado ou lançava o elástico em alguém no outro canto da sala. Uma das professoras ficou cansada de me dar um elástico por vez, então decidiu me dar um monte. Assim, consegui um arsenal bem grande para lançar elásticos nas pessoas dentro e fora do ônibus, nas que caminhavam na estação de trem ou estavam dentro dele. Em casa, eu acertava minha família e os animais de estimação. Seria óbvio pensar que os professores desistiriam dos elásticos ao perceber que eles não ajudavam em nada. Mas não – eu tinha de continuar usando elásticos nos pulsos, por mais ridículo que fosse.

Se alguma coisa não funcionar com seu filho, tente outro método. Foi por motivos como esse que decidi aceitar o desafio de escrever este livro.

Cartas aos pais e relatório de aproveitamento do primeiro semestre

Caros sr. e sra. Polis,

Estou escrevendo a vocês para comentar alguns comportamentos do Ben que acredito que gostariam de saber. Tomei conhecimento de que Ben tem contado piadas de natureza ofensiva aos outros alunos.

Recentemente tive uma conversa com ele e com alguns outros alunos sobre a maneira como falam, que poderia ser classificada como sexista. Apesar de Ben não ser o único envolvido na situação, foi claramente mostrado a ele que tal comportamento é totalmente inaceitável.

Dada a natureza das "piadas" que Ben tem feito e pelo fato de algumas delas serem direcionadas às alunas, parece que ele não se importou com meu aviso. Ben tem sido orientado sobre como agir de modo mais adequado com seus colegas, mas ele tem dificuldades em seguir tais orientações. Para poder acompanhar o comportamento de Ben de maneira mais apropriada, vou elaborar um cartão de conduta para ele. Os professores serão orientados a anotar um comentário no cartão a cada aula. Ben deve apresentá-lo em casa todas as noites, para que vocês leiam e assinem.

Como consequência por ele ter contado piadas de conteúdo inaceitável, colocarei Ben em uma área restrita da escola por uma semana. Meu objetivo com isso é que ele perceba que, se não conseguir controlar adequadamente o próprio comportamento, será vigiado. Espero que ele perceba que, para ficar mais livre pela escola, deve adotar uma postura mais responsável.

Por favor, liguem para mim na escola para que possamos discutir esse assunto com mais profundidade. Peço desculpas por enviar uma carta tão longa e escrita à mão, mas queria que ela chegasse até vocês ainda hoje.

Agradeço pelo apoio nessa questão.

Coordenador do sétimo ano

9 de dezembro de 1994

Caros sr. e sra. Polis,

Infelizmente, no dia 9 de dezembro, sexta-feira, Ben se envolveu em uma briga na escola. Por isso ele será suspenso do dia 12, segunda-feira, até o dia 14 de dezembro, quarta-feira (três dias).

A escola adota a política de não aceitar brigas e, como essa foi a segunda em que Ben se envolveu, ele foi suspenso por três dias. Caso tenham alguma pergunta a respeito do assunto, não deixem de entrar em contato comigo na escola.

Cordialmente,
Coordenador do sétimo ano

Comentários gerais do relatório de aproveitamento

Música: Ben sempre faz bagunça, chama a atenção e perturba a aula.

Francês: Ben não se concentra em seu trabalho, nem mesmo quando é redirecionado a ele. Sua tarefa está em dia, mas outros afazeres não foram realizados.

Inglês: Ben demonstrou certa habilidade na área. A instabilidade o atrapalha e, até que adote estratégias e escute os conselhos dados para ajudá-lo, ele não alcançará os resultados esperados.

O relatório do primeiro semestre é tudo que tenho do sétimo ano. Eu deveria ter o boletim final, mas isso não aconteceu. E vou explicar por quê. No fim do sétimo ano, eu já estava cansado da escola, e ela de mim. O colégio estava em férias e eu ainda não tinha ido buscar meu boletim. Minha mãe e eu estávamos fazendo compras e, no caminho de volta, decidimos ir buscar o boletim e os livros que estavam em meu armário. Na secretaria, pedi que chamassem o coordenador do sétimo ano. A funcionária disse: "Quem você pensa que é para chegar aqui na escola sem hora marcada, sem uniforme e tudo o mais?" Respondi que o ano letivo havia terminado e que por isso eu não precisava usar uniforme. Só queria meu boletim para ir embora. Ela disse que eu teria de aguardar até as três da tarde, ou seja, duas horas. Falei que queria vê-lo naquele momento, pois minha mãe estava esperando. Ela respondeu que eu e minha mãe teríamos que esperar. Eu não queria entrar no jogo da funcionária, por isso retruquei que ela podia ficar com meu boletim e saí andando para pegar meus livros no armário. Ela levantou e gritou: "Benjamin Polis! Volte aqui! Você não vai a lugar nenhum!" Então me seguiu até o armário e mais uma vez exigiu que eu aguardasse. Eu não disse nada. Ela sabia que não tinha controle algum sobre mim. Eu adorei aquilo! E não me importava. Eu iria para outra escola no ano seguinte, e as ameaças dela eram vazias. Saí da escola com meus livros, e ela ainda gritava atrás de mim. Entrei no carro da minha mãe e fomos embora. Eu não me importei na época e continuo não me importando. Eu estava feliz por estar fora da escola e não voltei lá desde então. Como eu disse no início deste capítulo, o sétimo ano foi provavelmente o pior da minha vida – acadêmica, mental e socialmente, sem mencionar o aspecto comportamental.

Caos no acampamento

Nas férias de verão, minha mãe queria paz e tranquilidade, por isso me mandava para um acampamento cristão. O acampamento era direcionado a crianças com poucos recursos financeiros, cujos pais não podiam pagar viagens, e a muitas outras que estavam ali apenas para se divertir. Depois do desastre do meu ano letivo, eu estava mentalmente instável e muito irritado.

No segundo dia ali, perdi totalmente o controle. Eu estava quieto, sentado dentro da minha barraca, quando um menino começou a me bater com um cabo de vassoura, apenas para ver minha reação. E ele viu! Peguei o cabo de vassoura e bati nele várias vezes, gritando muito alto: "O que você acha disso, seu vagabundo?" O líder, que era muito mais velho e mais forte, acabou me segurando. Meu comportamento impulsivo e minha raiva estavam fora de controle.

No dia seguinte, uma menina começou a me provocar porque eu tinha batido no outro garoto com o cabo de vassoura. Eu disse a ela: "Vá se danar! Você não passa de uma vaca gorda idiota!" Ela me deu um tapa na cara. Perdi as estribeiras de novo. Com um golpe forte, eu a derrubei! Não sinto orgulho disso, principalmente porque era uma menina. No entanto, um garoto nervoso e impulsivo com TDAH não pensa no que está fazendo nem por quê. Agora sei por que eu estava tão mentalmente descontrolado. Eu tinha ódio de mim mesmo e de todas as pessoas. Meus pais tinham me mandado para longe como se eu fosse um criminoso. Eu não queria ir para aquele acampamento idiota e detestava todo mundo ali. Mas, acima de tudo, detestava a mim mesmo. Estava prestes a ir para a quinta escola aos 13 anos! Eu tinha a sensação de que ninguém gostava de mim, e agora nem minha família me suportava. Além disso, eu estava em um ambiente desconhecido. Estava fora da rotina e não tinha minha mãe por perto para fazer tudo por mim. Eu não me dava muito bem em acampamentos. Na verdade, minha mãe sempre tinha de me buscar depois de alguns dias em lugares como esse. Ela gostava quando eu me afastava por um tempo, mas detestava saber que teria de me buscar depois de três dias.

O mais engraçado é que nesse acampamento conheci um dos meus melhores amigos, Jared Smith. Ele estava muito doente e ficou de cama por cerca de cinco dias. Ele obviamente estava entediado e queria um pouco de estímulo. Quando começou a melhorar, achou que podia me irritar. Não foi uma boa ideia! Eu não lembro exatamente o que aconteceu, mas lembro bem o que fiz. Pulei em cima dele na cama e bati nele até cansar. Então, analisando minha situação, o acampamento durou cinco dias e eu nocauteei três pessoas nesse período. Nada mal! Mais adiante vou contar como Jared e eu nos tornamos amigos.

Outro exemplo de experiência ruim foi o acampamento do sétimo ano. O local ficava completamente no meio do mato. As barracas dos professores ficavam a cerca de oitocentos metros do alojamento dos alunos. Nós tínhamos que dormir em vagões antigos transformados em quartos. No entanto, ninguém dormia!

Se você conseguir imaginar cerca de 150 crianças correndo de um lado para o outro às três da manhã, pulando em cima dos vagões e fazendo bobagens, saberá como foi o acampamento. E foi ali que tive minha primeira experiência com uma garota. É muito engraçado pensar nisso agora. Eu estava interessado em uma menina, como acontece com qualquer adolescente daquela idade, e tinha que beijá-la. Eu nunca tinha beijado antes e não tinha ideia de como fazer isso. Mas começamos a nos beijar e ela não parava mais. O problema era que estava muito frio lá fora, e minha asma havia atacado um pouco. Eu respiro pela boca, como muitos asmáticos, e, quando ela estava me beijando, eu não conseguia respirar. Então me afastei e comecei a tossir. Acho que sou a única pessoa do mundo que tem um ataque de asma ao beijar.

Mas não foi por isso que me meti em confusão. A menina e eu dormimos na mesma cama, mas nada aconteceu, sexualmente falando. Mesmo assim, na manhã seguinte, ela disse ao coordenador: "Dormi com Ben Polis ontem à noite". Só que ele entendeu tudo errado. Fomos mandados para casa naquele mesmo dia. Minha mãe mais uma vez foi me buscar. Nós servimos de exemplo para explicar os motivos pelos quais os professores tinham ficado tão bravos com a bagunça da noite anterior. Eu não me importei por ter sido mandado para casa – o acampamento era horrível! Quando minha mãe foi me buscar, ela estava muito brava. No caminho para casa, se recusou a comprar um lanche do McDonald's para mim, apesar de ter comprado um para a minha irmã. Eu estava *totalmente* encrencado de novo!

O que procurar em um acampamento

Apesar de ter tido experiências ruins em acampamentos, acredito que eles podem ser muito bons para crianças ou adolescentes com DDA/TDAH. Acho que tive experiências muito desfavoráveis porque na época minha instabilidade mental era enorme. Além disso, todas as vezes que era mandado para longe de casa, era porque minha mãe queria se livrar de mim nas férias escolares.

Os acampamentos podem desempenhar um papel muito importante na formação da autoestima e da autoimagem de crianças e adolescentes. Eles costumam promover o trabalho em equipe e uma melhor compreensão das necessidades das outras pessoas.

Também oferecem atividade física e muita animação – exatamente do que precisa uma criança com DDA/TDAH. Os pais costumam mandar os filhos para longe de casa nas férias escolares, o que é ótimo, pois permite um descanso às crianças. Mas, se seu filho tiver férias ruins e se meter em problemas, ele os levará consigo para o próximo semestre. É mais difícil ele entrar em apuros dentro do ambiente controlado de um acampamento.

Além disso, se seu filho tiver dificuldade em fazer amizades, poderá ter mais facilidade no acampamento, devido à aproximação promovida ali. E, para os pais, o filho estar em um acampamento significa que eles terão o descanso merecido.

Oitavo ano:
escola católica

Minha mãe escolheu minha próxima escola, e escolheu bem. Os critérios que usou foram simples, porém brilhantes. A escola tinha de ser pequena o suficiente para que eu recebesse a atenção necessária que não tinha em escolas maiores. Um colégio só de meninos também seria importante, para diminuir as distrações. Serei eternamente grato a ela por ter encontrado essa escola.

Acredito que aquela tenha sido a melhor escola entre as seis candidatas. E o motivo é muito simples. Era uma pequena escola católica, com cerca de quatrocentos meninos. Havia apenas quatro séries, o que permitia que os alunos recebessem muita atenção, tanto os mais inteligentes quanto aqueles com dificuldades. Acho que a grande diferença entre esta e as outras por onde passei está no fato de os professores simplesmente se importarem bem mais com os alunos. Eles exigem disciplina, e os alunos não conseguiam escapar de encrencas com facilidade, pois todo mundo se conhecia. Não importava se o aluno estava no sétimo ano, pois era bastante aceitável que ele se relacionasse com outros de classes diferentes. Eu nunca havia estudado em uma escola como aquela. Eles também tinham uma base cultural de alunos muito diversificada. Não importavam suas origens, e não havia preconceitos.

Aquele colégio foi perfeito para mim. Diferentemente de outros, nos quais os alunos tinham de trocar de sala, naquele eram os professores que se locomoviam entre as aulas. Alguns alunos podem não gostar disso, mas eu acho fantástico. Cada aluno tinha sua própria carteira e se sentava ao lado da mesma pessoa todos os dias, o dia todo. Cada um tinha seu espaço pessoal, que era dele ao longo do ano, de acordo com regras que não precisavam ser escritas. Isso é ótimo principalmente para uma criança com DDA/TDAH, pois ter o próprio espaço permite que ela se acalme e comece a trabalhar. Na escola anterior, quando eu esquecia um livro, tinha de levantar o braço e pedir permissão para ir buscá-lo no armário. Isso irritava os professores. Então, eu precisava ir correndo até meu armário e voltar correndo para não me atrasar na aula. Na nova escola, quando eu esquecia um livro, só precisava pegá-lo no armário que ficava dentro da própria sala de aula. É o que chamo de eficiência. Acredito que a maior qualidade da escola não estava no fato de ser pequena, nem mesmo de ter ótimo histórico acadêmico, e sim no fato de dar às crianças uma segunda ou terceira chance e de persistir com alunos problemáticos. O colégio tinha muitos estudantes que haviam sido expulsos de outras escolas. Diferentemente de outras instituições, que passavam o problema adiante, na nova escola eles se esforçavam para resolver os problemas.

Pela primeira vez em toda a minha vida escolar, decidi adotar um novo plano radical. Eu ia tentar! A princípio, odiei a escola nova. Mas gostava mais dela do que da anterior. Ninguém me conhecia e eu podia recomeçar do zero – e foi o que fiz. Tentei muito, procurei me comportar e, pela primeira vez na vida, fiz a lição de casa. Mas o disfarce logo foi revelado. Jared Smith me entregou! Ele era o menino do acampamento cristão em quem eu tinha batido havia alguns meses. Eu não me lembrava dele nem da nossa briga, até que, certo dia, ele me confrontou na escola. Eu não tinha amigos na época e me lembro de ter conversado com um aluno portador de síndrome de Down chamado Paul, no primeiro dia de aula. Jared também era aluno novo do oitavo ano, e estava na mesma posição que eu. Porém ele fazia amizades com muito mais facilidade. O motivo pelo qual eu não havia feito amizades não era falta de habilidade social, e sim o novo Ben, comportado e quieto. Fiquei na minha durante as primeiras semanas e não me meti com ninguém. E então Jared abriu a boca!

Quando ele me confrontou, nas primeiras semanas do primeiro semestre, lembro-me exatamente do que ele disse:

– Você é Ben Polis, do...?

– Não, é claro que não! – respondi com um sorriso prepotente.

Minha máscara tinha caído. Nós nos tornamos bons amigos a partir daquele dia. Algumas semanas depois, ele me contou que havia me visto no primeiro dia de aula, mas ficou com medo e se manteve afastado. Disse que não acreditou quando me viu, e pensou: *Estou numa escola nova e preso com um maluco!* Eu não tinha percebido que ele já estava espalhando às pessoas que eu era meio maluco e que havia batido nele no acampamento! Acho que foi por isso que ninguém quis ser meu amigo. Depois de um tempo, as pessoas foram percebendo que eu não era louco e todo mundo passou a querer conversar comigo. Acho que elas ficaram intrigadas com as histórias que Jared havia contado a meu respeito, e logo fiz um monte de amizades.

Foi durante o oitavo ano que revelei um talento até então não utilizado. Eu já era um bom atleta antes, mas não dava muita importância a isso, porque só competia com meus colegas. O dia anual do atletismo estava se aproximando e eu me gabava, certo de que ia vencer. Como em todas as áreas da minha vida, tenho essa ideia de que sou o melhor mesmo quando não sou. Isso faz com que eu acredite em mim. Eu já havia descoberto quem seria meu concorrente: Tim Prescott, o menino mais rápido do oitavo ano. Eu o havia desafiado verbalmente na escola. Disse que acabaria com ele na corrida. Isso caiu muito bem. Um pouco da rivalidade do aluno novo capaz de derrubar a supremacia do campeão era tudo de que eu precisava para fazer meu nome. O grande dia chegou, e o tempo virou da forma como só acontece em Melbourne – choveu e a competição foi desmarcada. A escola remarcou a data, e mais uma vez o tempo atrapalhou. Choveu ainda mais do que no primeiro dia. O confronto pelo qual estávamos esperando não ia acontecer.

O dia do atletismo na escola é a chance que os alunos têm de se classificar para o dia do atletismo interescolar. O problema era que eu não havia tido a oportunidade de me classificar. Então Tim foi escolhido para todos os eventos, com base em seu desempenho do ano anterior. Insisti e recebi permissão para correr os duzentos metros no campeonato de atletismo interescolar. Isso não foi bem visto pelos outros alunos. Quem esse menino novo pensa que é para afirmar que vai correr os duzentos metros? Eu não liguei – fiz cara de invencível.

O grande dia chegou. Peguei emprestados os tênis de corrida do meu amigo Jared, pois não tinha um par adequado, já que nunca havia corrido em uma competição de verdade antes. Eles eram quase dois números menores do que eu usava. As pessoas não tinham como saber disso, mas eu estava apavorado. Havia convencido a escola toda de que eu era o máximo. Mas eu não sabia se conseguiria vencer. Seria tudo ou nada. Eu seria visto como herói ou tachado de fracassado, como havia acontecido na escola anterior. Eu estava determinado a vencer a qualquer custo!

Eu me coloquei em posição de largada, com a escola toda me observando. Como o colégio era pequeno, todos os alunos e professores puderam se aproximar para torcer. Foi dada a largada! Ah, não! Eu havia partido antes da hora! Acho que isso aconteceu por causa da minha impulsividade. Posicionei-me de novo, e dessa vez larguei com perfeição. Corri como nunca havia corrido. Lembro-me de ter alcançado a terceira posição na marca dos oitenta metros. Quando fiz a última curva, faltando cerca de oito metros para a chegada, eu estava dois metros na frente do próximo colocado. A escola toda torcia por mim! Empolgado, aumentei ainda mais a velocidade. Não conseguia ver nenhum dos outros corredores – estavam todos para trás. Terminei em primeiro lugar com os braços levantados, como Michael Johnson nas Olimpíadas de Atlanta. Ganhei com grande vantagem – cerca de sete metros! Eu havia conseguido! Acreditei que era possível e consegui!

Depois de vencer, fui procurado por uma das organizadoras do evento. Eu estava conversando com o diretor da escola quando ela me perguntou:

– Você corre?

Sim, mas só da minha mãe!, foi o que pensei na hora. Mas respondi:

– Não, nunca corri por um clube.

– Mas deveria correr... Você quase bateu o recorde da competição.

Ela anotou meu telefone, e assim teve início minha carreira de corredor. Corri direto para um orelhão para telefonar à minha mãe e contar o que tinha conseguido. Ela ficou muito feliz! Não sei se ficou mais contente por eu ter vencido ou porque, pela primeira vez em toda minha vida escolar, eu estava feliz!

Quando terminei a conversa com minha mãe, fui me sentar com os outros alunos. De repente, professores, pais e alunos vieram me parabenizar pelo meu desempenho. E então pedi – certo, estou mentindo, na verdade eu exigi – para participar de outros eventos escolares nos quais quisesse competir. Venci os cem e os quatrocentos metros, salto em altura, lançamento de dardo e o revezamento 4 x 100. Nossa equipe de atletismo do oitavo ano venceu o campeonato anual, graças a mim! No dia seguinte, fui para a escola e as pessoas não paravam de me parabenizar! Adorei aquilo! A única coisa ruim é que me apelidaram de algo que não gostei muito – Roide. Havia boatos na escola de que eu estava usando esteroides. Que bobagem! Quem pensaria que um garoto de 14 anos estava fazendo uso de esteroides? Acordem! Não estávamos na Alemanha Ocidental!

Passei pelo oitavo ano com notas medianas. Não tive grandes problemas, nem nada muito preocupante aconteceu. Pela primeira vez na vida, eu havia encontrado uma escola que me aceitava, e comecei a adorar ir às aulas. Meu comportamento em casa melhorou muito, e meus acessos de raiva se tornaram menos frequentes.

É estranho pensar nisso. Os pais estão sempre perguntando: "Por que meu filho está agindo de maneira tão estranha?" No entanto, pela minha experiência, acredito que você, como pai, precisa analisar o ambiente social de seu filho. Se ele tem baixa autoestima porque não consegue ler como os outros alunos, se vive se metendo em confusão e não consegue fazer amigos porque não é aceito devido a seu comportamento inconstante, você precisa resolver essas questões se deseja melhorar o comportamento da criança. Acredito que as pessoas que brigam e ficam irritadas agem assim porque são infelizes com o modo como se veem. Quando eu era mais novo, brigava dentro e fora da escola, mas, quando estava feliz, esses sintomas do distúrbio não eram dominantes. Pense nisso ao analisar o ambiente de seu filho.

O boletim do oitavo ano mostrou grandes melhoras em meu desempenho acadêmico e comportamental – principalmente comparado ao desempenho no sétimo ano, quando não passei em nenhuma matéria. O oitavo ano foi um período de grande crescimento para mim. Foi nessa época que comecei a adquirir as bases de minhas técnicas de autoajuda, sobre as quais falarei na Parte 2. Outra coisa importante que aprendi no oitavo ano foi que ter autoestima e simplesmente se sentir bem consigo mesmo contribui para as melhorias gerais do comportamento. Isso é ainda mais importante no caso de uma criança com DDA/TDAH. Uma criança que tem o distúrbio e está infeliz sempre faz as pessoas ao seu redor infelizes. Por isso, repito que é essencial analisar o ambiente social de seu filho.

Nono ano:
Ben Bad Boy está de volta!

Depois do sétimo, o nono ano foi, sem dúvida, meu pior na escola. Não fazia muito sentido, uma vez que o oitavo ano havia sido fantástico. Minhas notas tinham melhorado, e passei em todas as matérias pela primeira vez na vida. Meu comportamento estava quase perfeito – tão perfeito quanto pode ser o comportamento de uma criança com DDA/TDAH. Então, você deve estar se perguntando, o que diabos aconteceu em apenas alguns meses? Segure-se na cadeira, pois minha vida está prestes a se tornar sombria!

O nono ano começou como todos os outros. Todo ano escolar começa com uma reunião, em que os coordenadores nos dão um verdadeiro sermão de horas sobre a mesma coisa de sempre: "Este é um dos anos mais importantes da vida escolar e vocês precisam se esforçar mais nos estudos, blá-blá-blá". Diferentemente do ano anterior, eu havia decidido não levar meus estudos e a vida em geral tão a sério. Não recomendo isso a ninguém. A única coisa que consegui fazer no nono ano foi bagunçar completamente a minha vida!

Mais uma vez, como no sétimo ano, eu estava fora de controle. No entanto, havia uma grande diferença entre as duas séries. No sétimo ano, eu não conhecia outra vida. Eu sempre tinha sido daquele jeito, e tinha chegado à conclusão de que estava fora de controle e não podia mudar a situação. Mas, no nono ano, eu estava naquela situação por escolha própria. Eu sabia que podia me comportar e ser alguém que contribuísse com a escola e a sociedade. E tinha conseguido isso sozinho, sem a ajuda de ninguém. Eu não tinha uma fórmula secreta que me transformasse em um aluno perfeito. O único segredo que eu havia descoberto era o autocontrole. Eu tinha decidido assumir o controle do meu comportamento e, consequentemente, da minha vida. Gosto de me referir a esse período explicando que eu controlava meu cérebro, em vez de deixar que ele me controlasse. No entanto, no nono ano permiti que meu cérebro inconstante tomasse a dianteira mais uma vez.

Acredito que esse processo de pensamento e de mudança em meu comportamento foi o resultado de diversos fatores. Eu havia me tornado o pior pesadelo de qualquer pai. Tinha 15 anos, era rebelde e metido a sabichão. Eu me rebelava contra tudo e todos. A autoridade era minha arqui-inimiga, e eu estava determinado a acabar com ela! Mas não era para isso acontecer. A autoridade venceu em uma rápida e decisiva batalha. Se fosse me descrever, eu diria que tinha traços de personalidade muito perigosos na época. Eu era:

- Impulsivo
- Nervoso
- Metido a esperto
- Convencido
- Extremamente violento
- Muito inteligente
- Manipulador

- Rebelde
- Um adolescente que só pensava em sexo

Como você pode notar, eu me tornei meu pior inimigo mais uma vez. O problema não era o DDA/TDAH, mas meu modo de pensar. O distúrbio apenas acentuava meus perigosos traços de personalidade. Levei apenas cinco semanas do primeiro semestre para ser suspenso. Briguei com um menino mais velho. Mas eu bati nele. Analisando agora o que passou, acho que eu não briguei com o menino porque não gostava dele, mas porque queria provar alguma coisa. Queria ser *mau*! Essa atitude extremamente agressiva e autodestrutiva me seguia a todos os lugares. Eu me envolvia em brigas na escola, no caminho para casa, nos fins de semana e em casa. Minha resposta a todos os problemas era fazer o que sabia melhor – ser impulsivo, o que com frequência significava brigar.

Nessa época, a escola já estava cansada de mim. Levei uma advertência e recebi um cartão de registro diário. Esse cartão é uma boa ideia. Também é ótimo para pais de crianças com DDA/TDAH. Funciona de modo bem simples. Em todas as aulas, seu filho recebe um cartão com comentários do professor. Ele tem que levá-lo para casa, para que os pais leiam e assinem. Assim, eles podem ficar a par de comentários constantes a respeito da rotina do filho.

Ao falar do nono ano, sempre conto a respeito de minha relação de amor e ódio com o professor de matemática. Ele me odiava, e eu adorava que ele sentisse ódio de mim! Ele tinha uma voz bem forte, que eu sabia imitar perfeitamente. Sempre que gritava comigo, eu respondia com a voz dele: "Sim, senhor!" Isso o deixava enfurecido. Meus colegas de sala adoravam, porque era muito engraçado. Mas o mais estranho sobre o nosso relacionamento é que compartilhávamos algo não dito – eu sabia o que ele estava pensando, e vice-versa. As aulas de matemática eram sempre iguais – eu recebia um aviso antes de ser expulso da sala. Mas não era um aviso com palavras, era apenas um olhar, e eu o conhecia bem. Quando eu voltava a fazer alguma coisa que interrompia a aula, não havia gritos nem nada do tipo. Eu sabia e ele também. Então, ele caminhava até a minha carteira do modo mais frio possível e se posicionava de um lado. Eu ficava do outro e levávamos minha carteira para fora da sala juntos. Mas tudo isso era feito sem que falássemos coisa alguma. Os alunos riam, porque isso acontecia sempre no mesmo horário, em todas as aulas.

Foi durante o nono ano que comecei a experimentar álcool e maconha. Aqui vai uma dica para os pais: todos os adolescentes experimentam álcool e drogas. Se decidir fingir que não vê, você está incentivando o uso. Se acha difícil que seu filho consiga bebidas alcoólicas, saiba que não é. Mas o mais surpreendente é que os adolescentes na Austrália conseguem comprar drogas com mais facilidade do que bebidas alcoólicas. Não existe limite de idade para a compra de drogas; não é preciso ser maior de idade. Só é preciso ter dinheiro! Comecei experimentando maconha. Até tentei plantar um pouco. Percebi que havia demanda e que alguém tinha de supri-la. Decidi então que essa pessoa seria eu!

Na época, minha mãe zombava de mim porque minhas mudas de maconha sempre morriam. Morávamos na praia, e ela dizia que era o sal que matava as plantas. Tentei várias vezes, mas obtinha sempre os mesmos resultados. Então decidi que, já que não havia sal dentro de casa, era ali que eu faria a plantação. Uma noite, meu pai chegou do trabalho e foi beber alguma coisa. Ele descobriu que as lâmpadas da adega não estavam mais lá. O primeiro lugar onde procurou foi meu quarto. Para sua surpresa e raiva, ele encontrou as lâmpadas em meu armário, engenhosamente ligadas a um sistema de fiação que eu havia montado. Meus pais permitiram que eu continuasse cultivando minhas plantas, mas, como aquelas do lado de fora, essas também morreram. Foi mais ou menos nessa época que desisti do cultivo de maconha. Eu nunca tinha nada para vender! Alguns anos depois, descobri por que as plantas nunca cresciam. Minha mãe me contou, rindo muito, que ela matava as mudas. Disse que, já que eu ia tentar cultivá-las de qualquer forma, ela podia me proteger controlando as plantas. Ela as matava quando estava quase na época da colheita.

Mas não é sobre isso que quero falar. Analisando os traços de personalidade que eu apresentava na época e adicionando a isso uma combinação de drogas e álcool, temos a receita infalível para o desastre.

Eu me lembro de uma noite com muita clareza. Era sexta-feira, e eu e dois amigos estávamos fumando maconha no meu quarto. Minha mãe entrou e sentiu o cheiro. Ela ficou maluca e começou a gritar comigo. Disse aos meus amigos que ia telefonar para a mãe deles. Isso acionou alguma coisa em minha mente, e fiquei totalmente fora de controle! Chutei a porta e gritei as piores coisas para a minha mãe. Saí pelo portão da frente com meu pai atrás de mim. Eu me virei e joguei nele um vaso de flores muito pesado. Ele se afastou um pouco antes de ser atingido, e o vaso quebrou com o impacto. Um tempo depois, minha mãe pediu para eu mudar de lugar um vaso parecido, e não consegui.

Meus amigos e eu caminhamos para a estação de trem mais próxima. Meu pai estava nos seguindo de carro e nos alcançou a cerca de cinquenta metros da estação. Ele encostou e mandou que eu entrasse no carro. Eu me aproximei e comecei a esmurrar a cabeça dele pela janela do motorista. Chutei a porta. Depois, saí correndo com meus amigos como se nada tivesse acontecido. No dia seguinte, meu pai tentou obter um mandado de restrição contra mim, mas minha mãe não deixou isso acontecer. Não sei como isso teria funcionado, pois moramos sob o mesmo teto. Meu pai sempre tem ótimas ideias como essa.

Certamente eu não me orgulho do que aconteceu, e hoje tudo isso parece inacreditável. Mas aconteceu, e fui responsável por isso. Eu poderia simplesmente omitir as coisas das quais me envergonho, mas elas aconteceram e fui eu que as provoquei, foram parte da minha vida, e não acho que a verdade deva ser manipulada para esconder meu constrangimento. Já pensei nisso muitas vezes. Não justifico tais atitudes usando a desculpa de ter TDAH. Por algum motivo que desconheço, fico maluco quando faço uso de maconha. Já conversei sobre isso com outras pessoas portadoras de DDA/TDAH, e elas sentem a mesma coisa. Acredito, sem nenhuma base científica, que a maconha não deveria ser a droga utilizada por uma pessoa com o distúrbio, ou por qualquer pessoa que seja. Ela faz com que você fique fora de controle sem perceber.

Acho que a maconha deveria ser legalizada para fins médicos – por exemplo, para pessoas com câncer ou aids. No entanto, não recomendo o uso sob nenhuma hipótese para quem tem DDA/TDAH.

Durante o nono ano, desafiei os limites impostos pela escola. Eu estava prestes a ser expulso e não mudei minhas atitudes. Continuei causando problemas e brigando. A escola decidiu que já havia tolerado demais. Eu estava jogando futebol australiano na hora do almoço, um dos meus passatempos favoritos. Muitas vezes, jogávamos em mais de cinquenta crianças, de todos os anos. Era muito divertido. A diversidade cultural significava que a maioria dos meninos não conhecia as regras. Havia garotos vietnamitas, gregos, italianos, iugoslavos, cambojanos etc. Então, brincávamos de algo que parecia mais uma batalha romana no Coliseu. A única regra era a violência. Quando alguém era derrubado, os outros gritavam: "Dominar!" Então, de dez a trinta meninos pulavam em cima da pessoa caída. Era demais!

Voltando ao assunto, nesse dia eu estava dominando o jogo, como sempre, fazendo gols e me comportando da maneira mais agressiva possível. Eu estava jogando contra um aluno novo, conhecido por suas habilidades no esporte. Eu não o achava tão bom assim e o marcava em todas as oportunidades. Ele não gostou disso. As coisas esquentaram, como sempre acontecia nesse jogo. Além disso, vínhamos nos encarando já havia alguns meses. Tivemos uma pequena briga, nada demais. Mas a única coisa que o professor responsável viu foi o soco que acertei no rosto dele. Fui suspenso novamente, mas dessa vez foi muito diferente. A escola convocou a mim e a meu pai para uma reunião depois da aula. Disseram que eu precisava encontrar outra escola. Comecei a chorar, pois não estava acreditando – eles estavam falando sério dessa vez. Eu adorava tudo ali, era o melhor colégio que eu havia frequentado, e nunca pensei que seria expulso! Disseram que eu deveria tentar encontrar outro lugar para estudar e que, se não conseguisse, deveria entrar em contato com eles novamente. A escola insistiu que *eu* tinha de procurar uma escola, não meus pais. Tentei encontrar um lugar, mas ninguém me queria – que engraçado! De qualquer modo, eu já tinha frequentado todas as escolas da região, e esse colégio ficava a quarenta minutos de trem da minha casa. Minha mãe tira sarro disso hoje em dia, dizendo coisas do tipo: "Pensei que você fosse acabar em uma escola do outro lado de Melbourne!"

Eu realmente gostava daquela escola e não ia deixar que me expulsassem. Então eu mudei de verdade. Finalmente percebi que estava fazendo uma grande besteira. Escrevi a seguinte carta à escola, pedindo para ser aceito como aluno novamente:

Ao sr. ____,
Refleti sobre as atitudes que acarretaram minha suspensão (ser convidado a me retirar). Cheguei à conclusão de que não tenho me comportado de maneira apropriada com meus professores. Sei que deveria ter tratado todos eles com mais respeito e escutado o que tinham a me dizer nos últimos meses. Gostaria de voltar e tentar me tornar um aluno melhor do que tenho sido.

Sinceramente,
Benjamin Polis

Esta é a carta que a escola enviou como resposta:

17 de setembro de 1996

Caros sr. e sra. Polis,
Após nossa conversa, a escola está preparada para permitir que Ben continue estudando aqui no próximo semestre, desde que atenda às seguintes condições.
Exigimos que Ben se comprometa a não se envolver ou se associar a qualquer forma de intimidação, *bullying*, ofensas verbais ou físicas a qualquer membro da comunidade escolar, aluno ou funcionário. Como membro da comunidade escolar, sua conduta com o público em geral deve ser apropriada.
Ben ficará sob avaliação pelo restante do ano. Pretendemos realizar, no meio do próximo semestre, uma reunião para discutir seu progresso acadêmico e sua conduta. Se tiver ocorrido um avanço satisfatório, a posição de Ben será reavaliada.

Qualquer envolvimento nas atividades mencionadas acima, que chamem a atenção da escola, resultará na reavaliação da situação de Ben, e pode ser que ele seja convidado a se retirar da escola.

Esta carta deve ser assinada por vocês, os pais, e por Ben e devolvida no início do próximo semestre.

Sinceramente,
Diretor

Como você pode ver, a escola me deu mais uma chance. Não consegui encontrar outro colégio que me aceitasse. As regras relativas à minha permanência foram muito difíceis de seguir. Só pude retornar no ano seguinte. Durante o nono ano, fui suspenso por mais de dois meses no total, em cerca de oito ocasiões diferentes. Gostaria, mais uma vez, de agradecer à escola por me dar uma última chance, após as várias chances anteriores. Também gostaria de destacar o grande apoio que eles oferecem a alunos como eu.

Descobri recentemente por que não era aceito nas outras escolas. O coordenador do nono ano havia entrado em contato com todas as escolas católicas da região pedindo que não me aceitassem. Ele estava usando métodos de psicologia reversa muito inteligentes. Acho que funcionou.

Meu relatório de aproveitamento do nono ano não foi muito bom, como você pode imaginar. Não mencionarei os detalhes, mas foi mais ou menos assim:

Inglês: Devido às diversas faltas de Ben, é difícil avaliar corretamente suas habilidades na disciplina. Quando são entregues, os trabalhos costumam ser bons e refletem considerável dedicação, mas costumam vir depois do prazo, e Ben perde pontos por isso. Ele precisa melhorar sua capacidade de organização e entregar os trabalhos na data certa.

Ao analisar meus relatórios daquele ano, percebi recentemente algo que não havia compreendido. Todas as minhas notas de trabalho em classe eram muito baixas, a maioria D e E. Mas as notas de provas eram altas. Parece meio estranho, mas não para um aluno com DDA/TDAH. O problema é bem simples. Na sala de aula, não conseguia me concentrar por causa das distrações do ambiente. Mas, ao realizar um teste, conseguia me focar devido ao ambiente silencioso. Então isso significa que tenho dificuldades seletivas de concentração? Tenho *certeza* que sim! É algo a ser pensado em relação à educação de seu filho. Talvez você deva analisar o ambiente escolar dele mais atentamente. Você poderá ver uma grande melhora.

Aos 16 anos, fui também acusado de incendiar um clube local de futebol australiano. Eu me lembro com clareza desse dia. Eram sete horas da manhã e minha mãe me acordou dizendo que a polícia estava na porta de casa. Seis detetives de sobretudo preto me confrontaram. Alguém havia dito a eles que eu tinha incendiado o clube. Esse é apenas mais um exemplo da minha má fama. Eu não tinha feito isso, mas a polícia tinha certeza de que eu era culpado. Acabei provando minha inocência, pois estava trabalhando quando o incêndio aconteceu. Mas aprendi algo com tudo isso. Consigo entender agora por que pessoas inocentes acabam confessando um crime que não cometeram. Quando toda aquela confusão estava acontecendo, por um tempo a polícia me convenceu de que eu era o culpado. Mas bati o pé e disse que, se eles achavam que eu havia feito aquilo, teriam de provar. Eles não provaram, e graças a Deus sou uma pessoa forte o suficiente para não ceder à grande pressão a que fui submetido.

Décimo ano

Durante o ano seguinte, pouca coisa realmente mudou. Eu ainda era Ben Polis e continuava agindo como o palhaço da turma. Não estava tão mal quanto no nono ano, mas não tinha mudado muito. Porém havia uma diferença importante. Dessa vez, eu estava sob avaliação. Qualquer atitude errada que tomasse, seria expulso. Conviver o tempo todo com essa pressão me atrapalhou um pouco. Foi nesse ano que descobri alguns fortes aliados. O primeiro deles foi minha professora de língua inglesa e teatro do nono ano. Nessa época, ela sempre procurava me defender. Mas agora, no décimo, ela não estava por perto para cuidar de mim, como havia feito no ano anterior. Porém eu não estava sozinho. Meu orientador da décima série foi o melhor professor que já tive. Descobri naquele ano que a escola queria que eu saísse, mas ele corajosamente se ofereceu para ser meu orientador e professor de língua inglesa. Sem a ajuda desses dois professores, acredito que minha vida não seria como é hoje. Obrigado!

Aqui está uma carta que Mark Stracey me enviou quando contei a ele que estava escrevendo este livro:

30 de maio de 2001

Quando uma pessoa se forma na licenciatura, ninguém diz a ela a enorme variedade de personalidades com as quais vai se deparar diariamente. É estranho como, com o passar dos anos, nos lembramos de determinados alunos: o inteligente, o engraçado, o rude, o desafiador, o poético... Ben Polis era tudo isso.

Eu era professor havia apenas dois anos quando soube que Ben seria meu aluno. Senti um arrepio percorrer meu corpo. Ben era o mais bagunceiro. Incansável, cheio de energia, o líder nas bagunças, cansativo, desafiador. Resumindo, ele era osso duro de roer.

Às vezes, enquanto você leciona, precisa ir além (ou por baixo? ou através?) do comportamento ruim e conhecer o indivíduo. Apesar de haver momentos em que Ben podia ser enlouquecedor – que adolescente de 15 anos não é? –, consegui conhecê-lo. E o esforço valeu a pena. Ben podia passar a impressão de que era desinteressado, desorganizado e uma bomba prestes a explodir. Na verdade, ali havia um menino inteligente, com capacidade de pensar claramente, um jovem muito articulado.

Então, como lidei com Ben?

Grande parte do tempo, foi por meio de tentativa e erro. Usei diversas estratégias e abordagens de educação, às vezes consultando o próprio Ben. Com certeza aprendi muito tendo-o em minhas aulas.

Para mantê-lo entretido, as tarefas tinham de ser curtas, certeiras e práticas. Por exemplo, ao ensinar estruturas textuais, ele não se dava bem com a abordagem tradicional de aula expositiva e texto na lousa. Mas demonstrava muito progresso quando podia pegar um artigo, recortar todos os elementos, dar-lhes um título e usá-los como modelo para sua prática escrita.

De modo parecido, Ben reagia a estímulos visuais e auditivos. Ele conseguia, por exemplo, escutar um trecho de uma canção ou analisar uma foto e escrever um texto sobre elas. A chave, aparentemente, era dividir as lições, para que ele não ficasse entediado. Outra era estabelecer parâmetros claramente definidos: "Vamos escutar trechos de uma música, e então gostaria que você escrevesse duas estrofes". Isso funcionava para Ben.

Era igualmente importante que ele aprendesse a trabalhar de acordo com as orientações que o restante da classe recebia, levantando a mão etc. Mantê-lo concentrado era uma batalha. Às vezes, ele perdia o fio da meada. Talvez o que mais funcionava, nesses momentos, era dar opções a ele. "Ben, se continuar a falar e a interromper a sala, terei de colocá-lo na frente", "escrever em seu diário", "pedir que saia da sala" etc. Isso lhe permitia assumir responsabilidade por suas ações e pelas consequências desses atos. O fato de termos criado um relacionamento me dava um pouco de poder sobre ele. Eu tentava tomar cuidado para criticar o comportamento, em vez de expressar minha decepção com ele. Na maior parte do tempo, isso funcionava bem.

Quando Ben se formou, senti muito orgulho. Ele havia trabalhado duro em circunstâncias difíceis. Em alguns momentos, eu me perguntei se ele conseguiria chegar lá. É ótimo ver o adulto incrível que ele se tornou.

No décimo ano, meu desempenho acadêmico melhorou. Eu havia escolhido estudar o conteúdo de matemática do 11º ano no décimo ano – o que é engraçado, porque eu havia sido reprovado em matemática no nono ano, com notas bem baixas. Isso foi ideia do vice-diretor, que queria me incentivar e aliviar um pouco do tédio do qual eu sempre reclamava na escola. E funcionou. Quando sou desafiado, consigo me concentrar melhor. Se alguma coisa é fácil, eu me distraio na sala de aula e geralmente irrito a professora com meu mau comportamento.

Isso é algo que deve ser levado em consideração a respeito de seu filho. Se você espera que uma criança com DDA/TDAH fique parada e quieta sem desafios mentais ou físicos, está equivocado. Então, tenha sempre por perto uma sacola com brinquedos, *videogames*, livros, entre outros, para estimular a criança. Isso tornará sua vida mais fácil.

Meu rendimento escolar melhorou, mas meu comportamento não mudou drasticamente. Eu ainda me metia em confusão, mas não tanto quanto no nono ano. Costumava entregar os trabalhos com atraso, porque era muito desorganizado, mas entregava. Esse foi um problema que tive ao longo de toda minha vida escolar, incluindo o último ano.

A seguir, estão algumas das cartas que meus pais receberam da escola.

Caros sr. e sra. Polis,

Estou escrevendo para contar a vocês que Ben fez um comentário muito desagradável para mim hoje, na sala de aula. Ben não está mais na minha aula, mas simplesmente entrou aqui, na P6, hoje.

Sou bastante tolerante e tenho senso de humor. Não sou contra brincadeiras, mas não estou acostumada com comentários ofensivos, disfarçados de piadas, direcionados a mim. Estou ofendida e indignada. Exijo dele, no mínimo, um pedido de desculpas por escrito. Entrarei em contato novamente na próxima semana.

Essa carta não revela a história toda. Eu havia sido expulso da sala em razão de meu comportamento ruim, provavelmente porque estava entediado. O problema dessa técnica disciplinar é que faz com que você fique exposto a um ambiente ainda mais tedioso. Então, como qualquer criança com DDA/TDAH, eu procurava maneiras de me divertir. Comecei a me aproximar de outras salas de aula no corredor. Eu fingia ser um vendedor ambulante, vendendo bicicletas ergométricas a um preço baixo. O problema é que comecei a usar todos os professores de corpos mais avantajados como meus alvos. E as bicicletas ergométricas eram tão baratas porque não tinham selim, o que eu usava como argumento de venda. O aparelho sem selim oferecia estímulo sexual, para que a pessoa continuasse a se exercitar. Os alunos gargalhavam, e os professores queriam me matar. Essa é a história toda. Mas é engraçado como os professores sempre têm uma maneira desagradável de contar as histórias aos pais.

Caros sr. e sra. Polis,
Devido ao mau comportamento na lanchonete nas últimas semanas e por demonstrar desrespeito pela atendente, Ben está proibido de entrar no local na próxima semana. E continuará sem permissão para entrar até que apresente uma carta de desculpas à atendente.
Coordenador de série

O mais engraçado era que eu pedia aos meus amigos que comprassem coisas na lanchonete e depois comia tudo na frente da atendente para irritá-la. Além disso, não escrevi a carta com o pedido de desculpas, mas provavelmente deveria ter escrito. Então, aqui vai.

Cara sra. ____,
Sinto muito por meu comportamento desrespeitoso em relação a sua pessoa em 1997.

19 de maio de 1997
Prezados sr. e sra. Polis,
Como mencionei em nossa conversa por telefone hoje pela manhã, e após consultar o diretor e o coordenador do décimo ano,

Ben foi suspenso da escola devido a um incidente que aconteceu no ônibus nº 703, na manhã do dia 19 de maio, segunda-feira.

O incidente envolveu Ben e um grupo de pessoas com dificuldades de locomoção que costumam usar esse ônibus. O pai de um aluno que começará a frequentar a escola no próximo ano ficou muito chocado e nos telefonou para contar o que achou do comportamento de Ben. Nós nos preocupamos com o fato de a imagem da escola ter sido manchada e com o fato de a insensibilidade de Ben em relação às necessidades especiais das pessoas que usam o ônibus ter ficado evidente.

O diretor e eu esperamos que Ben perceba que está tomando decisões para o próximo ano; incidentes como o de hoje podem levar a escola a recomendar que ele continue seus estudos em outra instituição de ensino em 1998.

Sinceramente,
Vice-Diretor

Ao final dessa carta, encontrei um bilhete preso a ela por meu pai. Nele estava escrito que eu havia sido suspenso novamente um pouco antes do fim do ano letivo e teria de pegar meu boletim depois que todos os alunos partissem. Isso para que eu não os influenciasse a agir de modo rebelde.

É verdade que insultei as pessoas com necessidades especiais no ônibus. No entanto, foram elas que começaram. Os dois deficientes eram um casal. Eles gritavam, eram grosseiros e estavam insultando os alunos da minha escola. Mas eu deveria ter me controlado, o que teria ido contra todos os meus impulsos de TDAH. Ao ler essa carta, eu me lembrei de outra coisa.

Sempre que entrava no ônibus ao longo da minha vida escolar, todos os motoristas sabiam meu nome. Eles diziam coisas do tipo: "Ben, como está seu dia hoje?" Eu achava aquilo muito engraçado, porque nunca havia dito meu nome. Mas eles sabiam quem eu era. Além disso, cerca de um ano antes, uma senhora no trem disse:

– Oi, Ben, como vai?

Olhei para ela e perguntei:

– Quem é você?

Ela disse que eu não a conhecia, mas que ela sabia quem eu era. Aquela senhora vinha pegando o mesmo trem que eu pelos últimos três anos. Ela disse que falava de mim – das coisas que eu gritava no trem etc. – a suas amigas no trabalho durante o almoço. Disse que eu era muito conhecido no escritório dela e que as pessoas ficavam decepcionadas quando ela dizia não ter me encontrado. Acho que eu fazia com que o dia dela passasse um pouco mais depressa. Certamente o mundo seria um lugar muito tedioso sem pessoas com DDA/TDAH, como eu.

25 de agosto de 1997

Sr. e sra. Polis,

Estou escrevendo para expressar minha crescente preocupação em relação ao comportamento de Ben em sala de aula.

Após conversas entre os professores e o orientador de seu filho, mais uma vez se faz necessário que informemos aos senhores sobre nossas preocupações, principalmente pelo comportamento desordenado, hostil, intimidante e às vezes agressivo de Ben durante a aula.

Ficamos preocupados com o fato de o comportamento de Ben refletir em seu rendimento ruim em trabalhos escolares, e ainda mais pelo efeito que o comportamento dele tem sobre os outros alunos da sala. Todos os membros da comunidade têm o direito de aprender. No momento, Ben não está respeitando o direito dos outros estudantes.

Tomamos a seguinte decisão: se o comportamento de Ben continuar a ser prejudicial ao ambiente de aprendizado da escola e aos outros alunos, ou se, de alguma maneira, intimidar funcionários ou alunos, ele será retirado das aulas e não terá mais contato com o corpo discente. Essa suspensão será por um período de um ou mais dias. Durante esse tempo, Ben receberá todas as lições pelo professor e terá de cumprir as tarefas.

Depois de cumprido o período de isolamento e após conversar com os senhores, Ben poderá retornar às aulas. Se o comportamento dele continuar a ser prejudicial, Ben poderá ser suspenso da escola. Nesse caso, os senhores serão avisados por telefone e terão de vir buscá-lo aqui. Ele não retornará ao colégio antes de realizarmos uma reunião entre ele, os senhores e eu.

Nessa reunião, discutiremos as condições necessárias para que Ben seja aceito novamente no colégio. Se houver necessidade de suspender mais uma vez o aluno da escola, a situação de seu filho será reavaliada. Esta carta deve ser assinada pelos senhores e por Ben, para ser devolvida. Se quiserem conversar mais sobre o assunto, podem entrar em contato comigo para marcarmos um horário.

Diretor

Para deixar as coisas mais leves, incluí aqui um pouco de poesia, que escrevi no décimo ano. Ela demonstra as habilidades acadêmicas sobre as quais meus professores sempre falavam e que escolhi ignorar até chegar ao último ano do colégio. O mais irônico é que entreguei no último ano muitos trabalhos que havia feito no décimo, porque tinha preguiça de fazer algo novo.

Você fez a coisa certa (Guerra do Vietnã)
Este poema é dedicado ao meu pai, que, aos 21 anos, foi convocado pelo exército australiano para lutar no Vietnã.

Estou fazendo a coisa certa,
Acredito.

Bem *versus* Mal,
Mau contra bom.
Sou um livre combatente,
Sou um assassino de bebês,
Sou um assassino.
Estou imobilizado.
Jogo uma granada no vietcongue,
Na esperança de que acerte.
Droga, errei.
O que eu estava pensando?
Devia estar bêbado,
Acabei de matar uma família de seis.
Jogo mais uma e outra,
Até o bem vencer o mal.
Granada por granada,
Rajada por rajada,
Os pesadelos chegaram para ficar.
Tudo que escuto enquanto durmo
É o grito das granadas
Que fez muitos chorarem.
Muitos homens tombaram
Nas selvas do inferno.
Meus companheiros estão em casa,
Mas as cicatrizes estão aqui.
Meu melhor amigo está na cadeira,
Mas sem as pernas.
Outro caminha com um andador,
E outro, com uma bengala.

Tenho outro amigo
Que atira,

Não com uma arma,
Mas com uma agulha,
Para escapar da dor do Vietnã.
Eles dizem: "Venham, rapazes,
Venham ajudar seu país,
Venham, façam o que é certo.
Lembrem-se, olhem sempre para baixo,
Porque, se houver uma mina,
Suas pernas vão embora.
O barulho, o medo,
Ecoará para sempre em seus ouvidos.
Mas lembrem-se, rapazes,
Vocês fizeram o que é certo".

Parem a guerra!

Parem a guerra,
Eu não aguento mais.
Homens bons morrendo
Sem interromper o choro materno.
Pais orgulhosos,
Mas nada pode deter a grande nuvem cogumelo.
Não há vencedores nesse jogo assombroso de morte e desespero.
Onde, onde está meu companheiro?
A esposa Beth logo saberá da morte sangrenta de seu amor.
Os políticos sentam na cadeira nos controlando, como peões.
Mas vejo as pernas desses cretinos sendo divididas ao meio?
Acho que não – que merda!
Alguns desses caras parecem jovens o bastante para voltar para o berço. Parem a guerra, não aguento mais. Parem agora,
Porque ninguém vai deter aquela bala...
Com o seu nome nela!

Matem a rainha

Para um dia poder ver a Austrália como república

Matem a rainha e sejam governados pelo Mr. Sheen.[*]
Ele faria um trabalho melhor do que a esnobe pomposa.
Ele nos faria rir não como aquela velha idiota.
Se nem seus filhos ela consegue controlar, o que vai acontecer conosco?
Ela fez um escândalo quando a velha idiota caiu do ônibus de dois andares.
E quebrou o quadril na queda – a mídia fez a festa.
Disseram que se importavam, mas só souberam escrever sobre a porcaria do seu cabelo.
Tirem-na do trono e vamos vê-la lamentar.

Ninguém gosta dela, ninguém se importa.
Vamos assassinar essa falsa e seus herdeiros esnobes.
Tirem-na do trono.
Tirem-na do dinheiro.
Tirem-na do palácio pelo qual pagamos.

Não atirem flores...
Atirem granadas em vão...
Para causar o maior sofrimento republicano!

Meu relatório de aproveitamento do décimo ano é basicamente igual, com os mesmos comentários que costumava receber desde a escola primária. Por exemplo: "Ben tem capacidade de se sair bem nesta matéria quando se dedica. Ele geralmente está mais

---

[*] Marca australiana de produtos de limpeza. (N. do T.)

interessado em chamar atenção do que em se concentrar nas tarefas". Percebi outra coisa. Nas matérias pelas quais eu me interessava – como história, geografia e língua inglesa, até certo ponto –, meu rendimento era excelente. Em história e geografia eu sempre tirava A, mas era reprovado nas matérias que pouco me interessavam. Por exemplo, em ciências e marcenaria, eu nunca entreguei um único trabalho.

Aposto que a mesma coisa acontece com seu filho. Ele tem um ótimo rendimento nas coisas de que gosta ou pelas quais se interessa. Por outro lado, quando precisa fazer coisas simples, como arrumar o quarto, é quase impossível conseguir que ele execute a tarefa. Existe uma boa razão para isso. Uma criança com DDA/TDAH não vê muita vantagem em fazer algo que considera entediante. Então, a solução é redirecionar os interesses dela para dentro da sala de aula. Se ela tiver de fazer um trabalho de ciências sobre produção de carvão e não tiver o menor interesse no assunto, posso apostar que ela não vai fazer ou vai tirar uma nota baixa. Mas, se ela se interessa por carros, talvez você possa conversar com o professor e pedir que ele solicite uma pesquisa com esse tema. Alguns professores podem dizer: "Mas não é isso que estamos estudando". Porém acho que seria muito mais benéfico para seu filho aprender alguma coisa em vez de nada. O lado bom disso é que, conforme a criança for ficando mais velha, pode escolher os assuntos que deseja estudar, o que permite que esse processo aconteça mais facilmente.

Para encerrar, adorei todos os minutos que passei naquela escola, e ela guarda algumas das melhores experiências da minha vida. Mas, como ela só ia até o décimo ano, meus pais, mais uma vez, partiram em busca de um novo colégio. E encontraram – o mesmo que havia recusado meu pedido apenas um ano antes.

Para finalizar a descrição do décimo ano, incluo a carta que meu professor escreveu para mim no último dia. Ele dava cartas como prêmios aos alunos. Ganhei o prêmio de aluno que sempre tentava burlar as regras da escola e conseguia. Esta é a carta que ele me escreveu, e fico muito feliz quando a leio:

Querido Ben,

O que posso dizer? Você certamente me deu muito que falar nas festas que frequentei! Ben, mesmo quando você me deixava louco de raiva e com vontade de enforcá-lo, eu ainda me importava com você. Você é uma pessoa fantástica e tem muito a oferecer. Adorei conhecê-lo e acho que a classe ficará definitivamente vazia sem sua presença (e silenciosa também!).

Algumas das lembranças mais caras deste ano incluem você – seu poema extraordinário sobre a Guerra do Vietnã; as conversas que tivemos enquanto você estava doente; nós dois sentados nos degraus da sala dos professores conversando sobre a operação nas pernas que você faria etc.

Espero que você possa se lembrar com alegria do tempo que passou aqui. Tenho certeza de que você será um sucesso em tudo que decidir fazer. Sonhe alto, Ben, e não se desvalorize. Fique bem!

Os melhores votos de um futuro feliz!

Mark Stracey

Quando eu era mais novo, lia essa carta para me alegrar. Também a lia quando estava sendo preguiçoso na escola e na vida de maneira geral. Adoro as últimas frases: "Tenho certeza de que você será um sucesso em tudo que decidir fazer. Sonhe alto, Ben, e não se desvalorize". Espero ter me dado o devido valor na vida, porque eu não gostaria de decepcionar essa grande pessoa e grande amigo, depois de tudo que ele fez por mim!

Obrigado, de seu bom amigo Ben Polis.

Décimo primeiro ano:
escola mista, hora de se adaptar ou cair fora!

O 11º ano foi um divisor de águas na minha vida. Meus pais acreditavam que seria benéfico para mim ir à escola em uma nova região. Acreditavam que assim minha fama de encrenqueiro não me seguiria. Isso me deu a chance de colocar o futuro em minhas próprias mãos. Dependia de mim agora. Eu não teria ninguém a quem culpar se não obtivesse êxito de acordo com minhas habilidades, as quais meus professores anteriores achavam que eu não usava totalmente. Minha nova escola era mista e católica.

Meus pais ficaram um pouco apreensivos em me mandar para uma escola mista, acreditando que eu não seria capaz de me concentrar com meninas representando distrações na sala de aula. Eles achavam que eu havia me dado bem na escola só de rapazes. No entanto, isso não foi tão importante como eles pensavam. É que, quando eu estava na escola só de meninos, esperava-se que nós agíssemos como tolos, fazendo brincadeiras o tempo todo. Frequentar uma escola só de rapazes é como estudar com seu time de futebol. Os colégios só de meninos são muito mais flexíveis com o comportamento bagunceiro. Aprendi rapidamente que o ambiente da escola mista é completamente diferente. Numa escola assim, você não pode agir como idiota, porque não quer passar vergonha na frente das garotas. Esse não seria o caso se eu tivesse frequentado um colégio misto antes. As pessoas acreditam que, à medida que crescemos, nos curamos do DDA/TDAH, mas isso não é verdade. Apenas aprendemos a controlar melhor o comportamento conforme vamos amadurecendo. Na teoria, esse teria sido o meu caso, mas não foi. Eu continuava agindo como o palhaço da turma, porque sou assim mesmo. Nunca mudarei, e não acho que deveria mudar. Se as pessoas não gostam de mim, o problema é delas.

Assim que comecei a estudar na escola nova, não senti uma grande mudança. Rapidamente fiz novas amizades e me adaptei bem. Eu ainda agia como um tolo, mas a diferença é que dessa vez queria me sair bem nas tarefas escolares. Lembro-me da primeira vez que entreguei um trabalho. A professora não queria aceitá-lo. Não acreditou que eu o havia feito sozinho. A princípio, fiquei muito bravo, mas agora entendo o motivo. Eu não fazia nada na aula – conversava o tempo todo e não levava nenhum livro. Sempre estudei dessa forma na escola – apenas ouvindo as explicações. Não tenho concentração suficiente para anotar coisas e, quando o faço, fico entediado e me dá um branco. Bem, eu entreguei um trabalho perfeito e tirei A. Mas meu pai precisou escrever uma carta confirmando que eu mesmo o havia feito. Foi no 11º ano que realmente comecei a usar minhas técnicas de autoajuda. Acredito que sempre as usei, mas não o suficiente para entender seu verdadeiro poder.

Fui aprovado no 11º ano com notas medianas. Reprovei em duas matérias, contabilidade e educação física, o que parece bem estúpido, considerando que eu deveria ter passado sem problemas em ambas. Mas elas não me estimulavam, e eu reprovei porque quis. Você deve estar se perguntando por que eu reprovaria por vontade própria. É que eu havia completado três disciplinas extras no décimo ano, cumprindo matérias do 11º. Assim, minha teoria era que não importava se eu reprovasse em duas matérias. Pode parecer idiota, mas isso me permitiu ser aprovado nas outras matérias, nas quais eu corria risco de reprovação. Meus pais ficaram furiosos com a minha decisão. Minha resposta foi: "Vai dar tudo certo, como sempre!" Isso se tornou uma frase comum, muito repetida por mim quando meus pais se preocupavam com o meu futuro. Mais uma vez eu estava certo e tudo ficou bem.

Fui suspenso algumas vezes no 11º ano e recebi muitos castigos depois da escola e aos sábados. Essas medidas disciplinares eram tomadas devido ao meu comportamento ruim na sala. Mas eu não estava mais brigando como antes. Também descobri que meu comportamento na sala de aula foi ficando pior conforme eu ficava mais velho. Mas há um motivo para isso.

A seguir, apresento meu relatório de aproveitamento do 11º ano:

Comentários do professor orientador: Ben se adaptou bem à classe 11D e à atmosfera calma e respeitosa que desenvolvemos. Ele merece os parabéns pelo envolvimento em atividades curriculares e pela colaboração em atividades extraclasse, incluindo a venda de rifas para as causas sociais dos alunos de sua série. Ben é sempre atencioso e educado. Estou ansioso para acompanhar e incentivar seu desenvolvimento acadêmico no tão importante segundo semestre. Obrigado por seu apoio na orientação, Ben. Desejo a você um semestre muito bem-sucedido.

Como é possível notar, meu rendimento acadêmico havia melhorado consideravelmente. Mas, se continuasse tirando notas baixas, não entraria na faculdade. Então, mais uma vez eu tinha de melhorar ou seria visto como perdedor. Minha primeira dificuldade era passar pelo 12º ano, o que seria por si só um desafio. O grande ano havia chegado e, para mim, era tudo ou nada.

Décimo segundo ano:
quem diria que eu conseguiria chegar até aqui?

Durante o 12º ano, realizei mudanças radicais em minha vida, as quais mantive desde então. Na minha opinião, essas mudanças no modo de pensar e agir foram determinantes para o redirecionamento da minha vida. Também acho que elas podem ser uma ferramenta valiosa para a educação de seu filho. Gostaria de tê-las descoberto antes, porque minha vida teria sido muito mais fácil.

O 12º ano havia começado, e eu tinha algo a provar ao mundo. Lembro de ter dito à minha mãe: "Vou mostrar a todas aquelas pessoas que me achavam um fracasso!" Também lembro que anotei meus objetivos no início do ano:

- Passar pelo 12º ano sem ser expulso!
- Conseguir uma nota de ingresso acima de 60 (nota de ingresso é a nota que recebemos ao fim do último ano. A pontuação máxima é 99).
- Entrar na faculdade!
- Terminar a faculdade!
- Ganhar um milhão de dólares antes dos 25 anos!

Informações sobre os procedimentos do VCE

O VCE (Victorian Certificate of Education) é concedido, na Austrália, a estudantes do 12º ano que são aprovados em quatro matérias determinadas.

Essas disciplinas são avaliadas por meio de três trabalhos ao longo do ano. Chamados CATs (*common assessment tasks*, ou tarefas comuns de avaliação), esses trabalhos devem ter cerca de duas mil palavras cada e não acabam nunca! Faz-se um CAT a cada semestre. Além disso, você realiza uma série de tarefas menores pelas quais não recebe nota, mas nas quais deve obter aprovação para conseguir o VCE. A carga de trabalho do 12º ano é o mais difícil a respeito do VCE. Isso exige excelentes habilidades organizacionais, o que as pessoas com DDA/TDAH não possuem. Mas eu estava determinado a me organizar!

Primeiro semestre: de maluco a *nerd* em três meses

Eu era uma nova pessoa. Meus pais não estavam acreditando. Eu fazia a lição de casa, mas não apenas algumas tarefas. Eu havia me transformado numa verdadeira "máquina de lição" – era dessa forma que eu me referia a mim mesmo. Os especialistas dizem que rotina é essencial para um adolescente e até um adulto com DDA/TDAH, e eles têm toda razão! Vou contar como era minha rotina no 12º ano.

Ir à escola e tentar parecer bacana. No colégio eu continuava sendo Ben Polis. Ainda era expulso da sala. Eu perturbava a aula, saía da sala e faltava bastante. Não sei dizer quantas vezes as pessoas me perguntaram durante aquele ano: "Você vai passar?", e eu respondia com um sorriso atrevido: "Claro que vou!"

Ser mandado para a sala de advertência e ganhar mais uma advertência por ficar conversando por lá. E fazer tudo de novo no dia seguinte.

Pegar o trem para casa, perturbar os passageiros, comprar dois bolinhos de batata na lanchonete e ir para casa.

Ver TV por cerca de uma hora. Desligar a televisão às cinco da tarde.

Tomar duas Ritalinas.

Ir para o meu quarto. Arrumar o quarto e a escrivaninha.

Beber e comer alguma coisa enquanto fazia a lição de casa, para não usar a fome como desculpa para parar de fazer a lição.

Trancar a porta, ligar o rádio para não ficar entediado.

Ao fazer isso, eu havia criado o ambiente de trabalho perfeito para qualquer aluno, mas, mais importante, havia criado o ambiente perfeito para um aluno com DDA/TDAH.

E então fiz a coisa mais espetacular da minha vida – muita lição de casa.

Eu começava a estudar às cinco da tarde e parava por volta das oito para jantar. Mas o mais importante que seu filho pode aprender com a minha rotina é que, ao terminar de jantar, eu *corria* para o meu quarto e trancava a porta. Parece estranho? Sim! Mas há um bom motivo para isso. Eu corria para o quarto para que não pudesse ser distraído por outras coisas que me impedissem de fazer a lição de casa.

Após o jantar, eu estudava até as duas da manhã – um feito incrível para qualquer aluno, mas praticamente um milagre para alguém com DDA/TDAH. O mais impressionante nisso tudo é que meu remédio já havia perdido o efeito àquela hora da noite. No entanto, eu já havia focado minha concentração e a direcionado para a lição. Só consigo fazer isso se retirar de perto de mim qualquer distração.

Então eu ia dormir e repetia tudo no dia seguinte.

Fiz muita lição de casa no 12º ano, mas porque tinha de fazer. Lembre-se de que eu nunca fazia nenhuma tarefa escolar, porque não conseguia me concentrar. Descobri uma coisa engraçada sobre todos os meus professores daquele ano. Sempre me diziam para eu me acalmar na escola e fazer mais tarefas. Mas tudo mudou quando entreguei minha primeira remessa de CATs no primeiro semestre.

Eu me lembro daquele dia como se fosse ontem. Era como se fosse o dia do juízo final para mim. Eu havia faltado à escola, e minha mãe me levou para pegar o boletim. Entrei na escola e lembro que estava muito nervoso. Recebi as notas e rasguei o envelope para abri-lo. Todos os outros alunos do meu ano estavam fazendo o mesmo. Gritei muito alto: "Tirei quatro As e um B+!" Evidenciando mais uma vez minha impulsividade, as pessoas riram de mim. Respondi: "É sério, tirei vários As!" E então as pessoas começaram a pegar os papéis para ver minhas notas. E conferiram o nome para ver se realmente era o meu. Saí correndo feito louco para contar à minha mãe. Ela também não acreditou. O que há de errado com as pessoas? Eu não podia acreditar no número de pessoas que me achavam *burro*!

O mais importante que aprendi sobre minha pontuação na primeira fase de CATs foi que eu sempre havia pensado e acreditado que podia ter sucesso na escola, mas nunca, em hipótese alguma, havia provado isso a mim mesmo. Mas agora eu tinha acabado de fazer isso. Aprendi que, se me dedicasse, poderia alcançar resultados melhores do que imaginava. Sempre acreditei que, quando alguém faz alguma coisa bem-feita e se esforça ao máximo, o sucesso vem. Mas nunca havia posto isso em prática. Sempre fiz o mínimo possível para passar de ano. Agora acredito que, se vou fazer alguma coisa, tem de ser da melhor maneira. Se não for assim, não quero nem começar. Com isso, também acredito que, se você fracassar, deve tentar com mais afinco da próxima vez. É como dizem: "Tente, tente, tente e vai conseguir!"

Minha crença foi testada por meu pai certa noite. Já passava das duas da manhã e eu estava fazendo a lição de casa. Meu pai entrou no quarto e perguntou como eu estava na escola. Respondi: "Está tudo bem, mas estou cansado de fazer lição de casa e quero dormir". Para minha desagradável surpresa, ele disse que eu não estava estudando o suficiente e que perdia muito tempo. Disse também que, se eu me esforçasse mais, teria tirado A em vez de B+. Aquilo me deixou chateado e irritado. Mandei ele se danar e parar de me cobrar tanto! E então disse que, se fosse Adelaide, minha irmã, ele estaria fazendo as tarefas dela enquanto ela ficava no bar. Minha mãe veio quando ouviu a gritaria e disse que ele me cobrava demais.

Fiquei muito chateado, porque queria que meus pais sentissem orgulho de mim e me dissessem isso. Eu sabia que eles se orgulhavam, mas simplesmente não conseguia acreditar no que meu pai havia dito. Pensando nisso agora, compreendo o que ele estava tentando dizer. Não é que eu não havia tentado o suficiente nem que fosse preguiçoso. Ele só queria que eu me saísse bem, e, para ele, a única maneira de fazer isso era trabalhando mais que os outros. Então, o que ele estava tentando me dizer era: "Ben, você precisa se esforçar mais e mais para ter sucesso". É nisso que acredito hoje. Se tivesse trabalhado mais, teria tirado apenas As. Eu havia chegado ao meu limite físico e mental e, em vez de parar por ali, devia ter me esforçado mais, até romper esse limite ou não aguentar mais. Parece exagero, mas acredito nisso!

Segundo semestre: o obstáculo final

Analisando agora o segundo semestre, eu fico bem irritado – não com os professores, com meus pais ou com a vida de modo geral. Fico irritado comigo mesmo. Eu havia ido muito bem no primeiro semestre, mas não alcancei os mesmos resultados no segundo. Não foram ruins – foram bons até –, mas poderiam e deveriam ter sido melhores. Eu meio que me perdi no segundo semestre. Continuava fazendo as lições, mas não mais com a mesma qualidade. Já estava cansado da escola e queria terminar.

Não me esforcei como antes nas CATs. Quando eu atingia certo nível e achava que conseguiria uma boa nota, parava de me esforçar. Fui contra as minhas crenças. Não ultrapassei meus limites – cheguei até eles e parei.

Houve diversos motivos para isso. O primeiro deles é que passei a detestar a escola e não queria mais ir. Só queria ficar sentado em casa fazendo minha lição. Mas isso não era possível. O segundo motivo é que eu estava cansado de fazer tarefas sem sentido que tomavam tanto tempo e não me ensinavam nada. Queria ir para a faculdade e aprender coisas que me interessavam. Queria estudar administração e os detalhes da economia. O terceiro motivo pelo qual odiava estar na escola era o tédio. Detestava todas as matérias, menos economia. O trabalho era chato e monótono.

Então, como nos anos anteriores, comecei a usar o mau comportamento como forma de aliviar o tédio. Atrapalhava a maioria das aulas gritando e agindo feito bobo. As pessoas sempre me perguntavam: "Como alguém tão inteligente como você pode ser tão *idiota*?" Eu dizia a verdade: "Gosto de perturbar!"

A questão da minha inteligência seria novamente destacada por uma de minhas professoras quando tivemos de começar a pensar sobre a faculdade. Eu queria estudar no Deakin College, cursando administração de empresas. Marquei uma reunião com ela e disse o que pretendia estudar. Ela me disse que pessoas como eu não faziam faculdade e que achava melhor que eu fizesse um TAFE.* As pessoas costumam fazer o TAFE quando não têm notas boas o suficiente para entrar na faculdade. Ela acreditava que, se eu fizesse o TAFE, poderia tentar a faculdade mais tarde. Fiquei muito irritado e disse a ela que eu queria cursar a universidade e que conseguiria ser admitido em uma boa instituição. Então, ela me perguntou em tom muito sarcástico quais tinham sido minhas notas no primeiro semestre. Usando o mesmo tom, falei minhas notas, o que mudou sua maneira de agir. Então, decidi que escolheria uma faculdade sozinho, já que tinha chegado tão longe sem a ajuda de ninguém – e foi o que fiz.

Continuei me comportando mal, o que não foi tolerado. Eu era suspenso o tempo todo e ameaçado de expulsão. Eu havia vencido até então, mas estava prestes a ser mandado para fora. O coordenador havia elaborado um plano que, esperava-se, me ajudaria pelo resto do ano. Quando eu ou a professora sentia que eu não conseguiria me manter na linha, tinha de sair da sala de aula e ir para a biblioteca. Adorei esse plano. Ele permitiu que eu me tratasse com isolamento autoimposto, como fazia em casa. O único problema era que agora a biblioteca tinha de tolerar meu comportamento. Bibliotecas e jovens com TDAH não combinam muito, como você deve imaginar.

Passei pelo último semestre, mas não foi uma jornada fácil. Fui suspenso, mas não por muito tempo. Os exames finais aconteceriam dentro de mais ou menos seis semanas. Naquele período,

---

* Technical and Further Education, espécie de curso profissionalizante. (N. do E.)

eu detestava a escola ainda mais do que o normal. Queria sair e não conseguia controlar meus impulsos. Eu perturbava cada vez mais a todos e demonstrava mau comportamento nas aulas, inclusive nas de economia. Isso não era tolerado pela escola. O problema era que estávamos na parte mais importante do ano. Todos os alunos estavam se esforçando e tentando de fato estudar. Mas eu havia chegado ao meu limite e não me importava em estudar nem em me concentrar. A escola já estava cheia de mim, e me disseram que eu não devia mais voltar para lá, pois eu sempre atrapalhava as preparações para as provas. No entanto, eu tinha de ir à escola de dois em dois dias para entregar trabalhos e receber outros para fazer. Além disso, permitiram que eu realizasse as provas. Então, acho que realmente tive sorte de ter permissão para realizar os exames e não ser banido deles também. Vendo pelo lado positivo, era isso mesmo que eu vinha esperando desde o começo. Foi perfeito para mim. Permitiu que eu terminasse as tarefas em tempo, o que teria sido mais difícil se eu tivesse permanecido na escola.

Analisando tudo isso agora, gostaria de ter me mantido na linha e controlado um pouco mais meu comportamento ruim. Por ficar em casa, acabei tendo uma desvantagem, porque não me preparei para as provas como os outros alunos. Eu tinha tempo para estudar em casa, mas não estava em boa condição mental para passar nos exames com boas notas. Tinha feito um trabalho razoável ao longo do ano, suficiente para passar. Mas as notas que recebi na segunda fase de CATs e nos exames atrapalharam o esforço que fiz.

Levando em conta que eu não estava na escola me preparando para as provas, posso até dizer que me saí bem. Mas eu havia me esforçado pouco e sabia disso. Sem estudar, consegui dois B+ e três Bs nas provas, então imagine o que eu poderia ter alcançado se tivesse me dedicado mais. Mas não importa – ainda assim entrei na faculdade!

Eu finalmente tinha conseguido. Terminei o 12º ano e recebi meu VCE. Só foram necessários seis escolas, cinco mil advertências, trezentos dias de suspensão e um carregamento de Ritalina. Ter sido aprovado no 12º ano foi um dos meus maiores orgulhos. Finalmente havia conseguido me afirmar diante de todos aqueles que duvidavam. Adoraria esfregar meu certificado na cara da minha coordenadora do sétimo ano. Professores como ela simplesmente não fazem nada por um aluno com DDA/TDAH. O incentivo é a única forma de lidar com alunos que têm o distúrbio. Não faz sentido humilhar constantemente esse aluno, porque ele vai começar a acreditar naquilo que estão dizendo – que ele é um problema e um fardo para a escola.

Por outro lado, no 12º ano tive momentos inesquecíveis, que me fizeram rir. O primeiro deles foi quando coloquei a líder da classe em um cesto de lixo com rodinhas e fechei a tampa, levando-a por todos os lados da escola. Foi bom poder rir, mesmo que à custa dela.

O segundo incidente é um dos que me lembrarei para sempre. Era o último dia de escola e recebi permissão para assistir à aula. O último dia é conhecido como dia da mudança de identidade. Todos os alunos devem se vestir como outra pessoa. Durante meses fiquei pensando quem eu seria. Então, de repente, uma ideia me surgiu quando o diretor estava gritando comigo. Eu não gostava daquele homem e queria fazer com que ele parecesse bobo, mas não sabia como.

No último dia de aula, antes de trocarmos de roupa, ele me disse que era melhor eu me comportar. Falei que não haveria problemas e que tinha uma surpresinha para ele. O diretor não fazia ideia do que eu estava planejando havia meses. Eu me troquei e saí como se nada tivesse acontecido.

Então, comecei a dar ordens aos alunos. Eu não podia acreditar – havia feito um uniforme tão bom para parecer com o diretor que as pessoas realmente pensavam que eu era ele. Quando todos finalmente perceberam que eu estava disfarçado, ficaram histéricos. Assim que o diretor veio se despedir do 12º ano, foi recebido com risos ainda mais histéricos, porque eu estava bem atrás dele, imitando-o. Eu me aproximei e disse, imitando sua voz: "Coloque essa camisa para dentro da calça ou vou lhe dar uma advertência, Ben Polis!" Mais uma vez, os alunos riram. Tiramos uma foto juntos e perguntei: "Gostou da surpresa?" Ele se afastou e não voltou mais. Finalmente eu estava rindo por último! E isso levou apenas dois anos! Essa é, com certeza, a melhor maneira de se vingar de um professor de quem não gostamos. Rende anos de compensação, pois ficará registrado no anuário da sala. Então, a moral dessa história é: Não se meta com um jovem criativo que tem DDA/TDAH, porque você vai sair perdendo.

Dicas para a escola secundária

Os pais devem perceber que o filho não é mais um bebê e já está se tornando um jovem adulto. Portanto, deve ser tratado como tal. Ajudar o filho a desenvolver um ambiente estruturado é a coisa mais importante que os pais podem fazer. Além de ajudar o adolescente a ser independente, eles ainda devem demonstrar interesse por ele. Devem verificar constantemente se ele não está atrasado nas tarefas da escola. No entanto, cuide para que isso não se torne irritante para seu filho, porque dessa forma você corre o risco de afastá-lo.

Muito reforço positivo é precioso nesse estágio da vida dele. Os adolescentes são muito preocupados com a própria imagem. Se você costuma repreender seu filho o tempo todo, pode estar fazendo mais mal do que bem a ele. É preciso encontrar o meio-termo.

As drogas em algum momento provavelmente entrarão na vida dele. Muitos jovens com DDA/TDAH usam entorpecentes como uma maneira de fugir da realidade, que não costuma ser muito boa. Por isso, fique atento à vida de seu filho e a sinais de alerta. Os sinais sempre existem, mas muitos pais não percebem, porque estão presos em seu próprio mundo.

Muitos desafios surgirão na vida dele, mas nessa idade os desafios costumam parecer grandes demais para lidar sozinho. Apenas cuide para que seu filho compreenda que você está por perto para ajudá-lo e não para ser mais um problema. Converse com ele e pergunte sobre seu dia, construa um relacionamento de amizade. Dessa maneira, será mais fácil entender e se conectar com seu filho.

As pessoas costumam me perguntar se é melhor uma escola mista ou apenas de meninos. Eu prefiro escolas só para meninos, mas isso porque sempre fui muito exibido. Acredito que isso depende de muitos fatores, e não sei dizer qual tipo de escola recomendo. Varia de pessoa para pessoa. Mas uma coisa é certa: é muito mais fácil se concentrar na aula de matemática quando não há uma menina de 16 anos na sua frente.

Então, lembre-se de que apoio e compreensão são essenciais!

Ben Polis vai para a universidade!
É isso aí!

Não entrei no Deakin College, porque me esqueci de mudar minhas preferências de curso. Isso evidencia mais uma vez minha falta de organização. Perceber que havia esquecido isso foi um dos momentos mais decepcionantes da minha vida. Mas já era tarde demais. Os resultados saíram, e eu não conseguia acreditar. Entrei em uma universidade melhor do que poderia ter imaginado. Fiz 78,05 pontos de 99,5 possíveis, o que foi uma boa nota. Isso provou minha capacidade, pois eu havia traçado como objetivo, no início do 12º ano, uma nota de ingresso acima de 60 pontos. O problema era que, para conseguir entrar na maioria dos cursos de administração, eu precisava de mais de 81 pontos. Foi um período de muita preocupação, porque eu sabia que, se tivesse me esforçado tanto quanto no primeiro semestre, teria conseguido cerca de 85 pontos e entrado com facilidade em qualquer curso. Mas, mais uma vez, a sorte estava ao meu lado. Fui aceito na Escola de Administração do Instituto Real de Tecnologia de Melbourne, no curso de bacharelado em administração. Fui a última pessoa a ser admitida e tinha a nota de ingresso mais baixa. Não conseguia acreditar. Sempre senti que tenho sorte e que há alguém olhando por mim. Não sei quem é, mas agradeço a quem quer que seja!

Então, eu finalmente havia alcançado minha meta pessoal. Estava na faculdade e tinha conseguido atingir meu objetivo, apesar de minha deficiência de aprendizado. Gostaria de saber o que é essa deficiência de aprendizado, porque ainda não entendi. Sempre me perguntei como seria a minha vida se não tivesse TDAH, mas não acredito que seria tão bem-sucedido quanto sou hoje. Gosto de me ver como uma das pessoas sortudas que têm esse transtorno, porque sinto que não seria tão inteligente se não tivesse.

O que mais gosto na universidade não é o estudo em si. É quando encontro, no trem, pessoas que estudaram comigo no colégio e que me perguntam para onde estou indo. Adoro a reação delas quando digo que estou indo para a universidade. Nunca tive ânimo para ir à escola, mas, quando levanto para ir à faculdade, acordo com um sorriso estampado no rosto. Todos os dias de aula são um lembrete de como cheguei longe. Sinto muito orgulho por estar na universidade, e mal posso esperar pelo dia da formatura, quando chamarão meu nome e receberei o diploma. Já sonhei com esse dia muitas vezes, e cada vez a sensação é melhor.

A universidade é o lugar certo para quem tem DDA/TDAH

Definitivamente, a universidade é o meu lugar. Certa vez, minha professora de língua inglesa do décimo ano disse que eu me adequaria melhor à universidade do que ao colégio. Nunca entendi o motivo, até chegar lá. O ensino superior é muito bom para alunos com DDA/TDAH em razão do estilo de aprendizado utilizado.

A primeira coisa que percebi na universidade é que se comportar como bobo não é tolerado. Não que isso não seja permitido. Mas você escolheu estar ali e, se tem esse comportamento, qual é o sentido de estar naquele lugar? Você está no ensino superior porque quer estar e quer se dar bem, não por causa de seus pais, mas por sua própria causa. Se não se esforçar ao máximo, a única pessoa que perde com isso é você.

O segundo motivo pelo qual a universidade é o lugar certo para quem tem DDA/TDAH é que é preciso ficar sentado por algumas horas para assistir a uma aula, e é preciso usar toda a sua concentração para escutar. Então, há um intervalo de uma ou duas horas, o que permite que a capacidade de concentração seja restaurada, e depois mais aula por cerca de uma hora. Então, você vai para casa e estuda utilizando seu próprio estilo de aprendizado. Isso não é possível no colégio, porque você fica ali por muitas horas e há muitas distrações. Mas, na faculdade, se você acha que não consegue se concentrar e precisa de um tempo antes da próxima aula, pode sair a qualquer momento. Na escola isso não é permitido, e você ganha uma advertência.

Além disso, você escolhe os cursos que vai fazer. Todos sabemos que pessoas com DDA/TDAH têm interesses e costumam se concentrar muito nesses assuntos. Por isso, se escolher um curso no qual esteja interessada, pode direcionar essa concentração para ele e ser muito bem-sucedida. Mas o segredo é escolher um curso no qual tenha realmente muito interesse. Eu sei que, se tivesse escolhido estudar contabilidade só porque contadores ganham bem, teria sido um fracasso. Não consigo me concentrar em coisas nas quais não tenho interesse. Então, em vez de encarar isso como desvantagem, você deve, como eu, usar esse aspecto a seu favor.

Há um ponto com o qual você precisa ter muito cuidado quando seu filho entrar na universidade. A rotina organizada da escola não existirá mais ali. O aluno não é obrigado a entrar na aula nem a entregar trabalhos. Não há professor nenhum gritando para que você entregue uma tarefa – depende só do aluno. Além disso, quando o aluno vai para a universidade pela primeira vez, não recebe nenhuma orientação – precisa descobrir tudo sozinho. Essa é a receita para o fracasso de um jovem com DDA/TDAH. Para evitar esse problema, sugiro que você e seu filho tentem descobrir antecipadamente o máximo que puderem sobre a universidade. Saiba onde fica a secretaria do curso e onde entregar os trabalhos. Além disso, ele deve anotar as datas de entrega em uma agenda e ser totalmente organizado. Aconselho-o a conseguir os números de telefone dos professores antes de começar o curso. Isso permitirá que vocês obtenham respostas a respeito do curso. O mais importante que um aluno com DDA/TDAH deve fazer antes de ir à universidade é localizar a biblioteca. Pode parecer bobagem, principalmente para mim, que detesto bibliotecas, mas elas podem ser o melhor amigo de um jovem com o distúrbio. As bibliotecas oferecem o melhor ambiente para um aluno com DDA/TDAH, porque são silenciosas, e ele pode se isolar e manter a concentração, que é limitada. Além disso, é um ótimo lugar para conhecer garotas!

Consegui bons resultados em meu primeiro ano na universidade e fiquei feliz com as matérias escolhidas. Mas, quando estava entregando um trabalho, vi um cartaz anunciando um novo curso. Era de graduação em administração com ênfase em estudos de empreendimento, e fiquei interessado no mesmo minuto. Descobri um pouco mais sobre ele e me inscrevi. O curso era para alunos que tinham boas ideias de administração ou já gerenciavam o próprio negócio. Eu não tinha negócio, mas possuía uma porção de boas ideias. Fiz uma entrevista e percebi que não estava indo muito bem. Então, decidi que usaria de novo minha condição como vantagem. Já havia começado a escrever este livro, mas não quis comentar com ninguém. Contei à entrevistadora o que estava fazendo e como estava ajudando outras crianças com DDA/TDAH. Ela ficou muito impressionada, e eu soube que a vaga era minha.

E é isso que estou fazendo agora, e estou adorando. Isso permite que eu expresse todas as minhas estranhas ideias sobre o DDA/TDAH sem pessoas limitadas podando meus esforços, como acontecia antes. Acredito que só o tempo dirá se minhas ideias serão bem-sucedidas. Mas acho que terei sucesso se tentar com afinco e me esforçar.

Bem, essa é minha vida. Há algumas coisas das quais não tenho o menor orgulho e outras das quais me orgulho profundamente. Espero ter mostrado um lado mais positivo do transtorno de déficit de atenção e hiperatividade. Fui uma criança muito triste e irritada, mas hoje sou extremamente feliz. Não mudaria nada na minha vida, porque percebo que aprendi muito com minhas experiências e que posso ensinar outras pessoas graças a elas. Lembro-me de um dia, alguns meses atrás, quando alguém no trabalho me perguntou:

– Por que você está tão feliz?
Respondi:
– Pela vida de modo geral!

Dicas para a universidade

É extremamente importante que os pais não escolham o curso que o filho fará na universidade. Muitos pais tentam viver seus sonhos por meio dos filhos, e isso só atrapalha. Permita que ele escolha o que quer fazer. Quando seu filho finalmente chegar à universidade – se isso de fato ocorrer –, ele já será adulto. Mas ainda pode ser muito imaturo. Por isso, o apoio dos pais continua sendo necessário. Se ele já saiu de casa, cuide para manter contato e faça com que ele se sinta parte da família.

Estar preparado é essencial para o sucesso na universidade. Se seu filho for organizado, a universidade será fácil. As pessoas costumam ter problemas com os estudos acadêmicos porque muitas vezes acreditam ter mais tempo do que de fato têm. Para a vida universitária se tornar um desastre, é simples – basta querer mais tempo para um trabalho ou perder o *pendrive* com um relatório. Já vi muita gente no ensino superior que enfrenta problemas com uma matéria logo no início do ano, mas tenta não pensar no assunto até que seja tarde demais. Não se pode utilizar o ditado "O que os olhos não veem, o coração não sente" na universidade. Seu filho não pode deixar para estudar na última hora! Ele deve obter ajuda logo no início do semestre se estiver com dificuldade em alguma matéria. As universidades costumam ter programas muito úteis, mas os alunos só procuram ajuda quando já é tarde demais.

Técnicas de estudo na universidade

O mais importante que aprendi na universidade foi: quem passa, recebe o diploma, e é para isso que as pessoas vão para lá. Os cursos universitários podem ser difíceis para muitas pessoas. Mas creio que, quando você estuda muitas matérias, acaba descobrindo ter facilidade em algumas e dificuldade em outras. As técnicas de estudo corretas poderão facilitar sua vida.

As aulas na universidade incluem muitas palestras, que às vezes são extremamente tediosas, mas a vida é assim. Alunos que sofrem de DDA/TDAH precisam estabelecer o melhor estilo de aprendizado.

A maioria dos alunos com o distúrbio aprende melhor pelo modo visual, o que ajuda para assistir às aulas. Geralmente, o mais importante e estressante na universidade é a prova final de semestre. Muitas vezes é esse exame que determina se você vai passar ou reprovar, por isso creio que ele é o mais importante.

Como descobrir o que vai cair na prova? Durante grande parte do semestre, você aprende muito sobre um assunto. Mas como determinar o que vale a pena ou não ser lembrado? Você pode tentar inferir, mas deve fazer isso no início do curso.

As universidades, hoje em dia, costumam disponibilizar na Internet anotações de aulas e cronogramas dos cursos para você baixar e imprimir. Isso é ótimo, assim você não precisa passar horas anotando informações que não tem certeza se são importantes. Você deve imprimir e manter todas as anotações de aulas do semestre juntas, no mesmo lugar. Isso ajuda muito os alunos desorganizados que sofrem de DDA/TDAH. Não imprima parte por parte, pois você vai acabar perdendo algumas ou se esquecendo de baixar o restante dos arquivos.

O próximo passo é pedir aos professores que mostrem provas de anos anteriores. Eles costumam fazer isso ao fim do curso, mas tente ter acesso a elas logo no começo. Leia-as nas primeiras semanas do semestre, assim terá uma boa noção do que vai cair na prova. Mais importante ainda, você vai prestar mais atenção quando esses assuntos forem abordados em sala de aula. Basicamente, você lembrará e estudará o que é importante.

Destaque os assuntos importantes nas anotações já impressas, para que possa registrar dados relevantes e refrescar a memória quando estiver se preparando para a prova.

Formar grupos de estudos é ótimo para alunos com DDA/TDAH, porque eles costumam querer fazer perguntas, mas não conseguem fazê-las durante a aula. Você também terá mais facilidade de se lembrar de informações que aprendeu nos grupos, porque recordará as conversas sobre o assunto e as opiniões dos outros com muito mais facilidade do que se lembrará do que abordava uma palestra entediante com duzentos alunos.

Lembre-se de que a universidade deve ser divertida, por isso cumpra suas obrigações para poder ir às baladas!

Minha vida hoje

O livro que você está lendo foi escrito quando eu tinha 19 anos. Agora tenho 22, e muita coisa mudou. Estou um pouco mais velho e um pouco mais gordo. E este livro me levou a lugares aos quais nunca imaginei ir.

Após escrevê-lo, tive de procurar uma editora. Descobri que é extremamente difícil publicar um livro. Enviei meu trabalho a alguns editores e só recebi rejeição. Mas estava preparado para isso. Pedi um empréstimo ao meu pai e decidi publicar o livro por conta própria. Estava confiante, porque já havia recebido pedidos de compra pelo meu *site*. Então, basicamente, imprimi algumas cópias, encontrei um distribuidor e entrei no caminho da divulgação.

Na noite anterior ao início do Aberto da Austrália, em 2001, enviei *releases* a todos os programas de televisão de atualidades, só para ver o que aconteceria. Na manhã seguinte, fui assistir ao meu jogador de tênis favorito, Lleyton Hewitt. E então tive a maior surpresa da minha vida. Às nove da manhã, meu celular começou a tocar enquanto eu assistia à partida. Todas as pessoas da imprensa estavam atrás de mim, para conhecer minha história.

Meu telefone não parava de tocar, o que era muito irritante, porque os jornalistas estavam tomando parte do meu valioso tempo de diversão.

Decidi conversar com o mais famoso programa de atualidades. Dois meses depois minha história foi ao ar, e me tornei, de um dia para o outro, um autor *best-seller*. O único problema era que tinha de imprimir mais livros. Pedi mais um empréstimo ao meu pai. Depois disso, concedi entrevistas aos maiores veículos australianos de TV, rádio e mídia impressa. Ministrei palestras por toda Austrália e Nova Zelândia. Ah, e precisei deixar a faculdade, porque estava muito ocupado.

Mas todo esse sucesso não me fez feliz. Escrevi este livro com a intenção de ganhar o mercado norte-americano. Tentei, por mais de um ano, conseguir um pouco de exposição por lá. Não consegui absolutamente nada. Enviei mais de mil *releases*, que meus amigos ajudaram a dobrar e envelopar em meu quarto na Austrália. Não recebi uma única resposta. Então, decidi ir aos Estados Unidos, em fevereiro de 2003, para descobrir o que estava fazendo de errado. Quando cheguei, percebi que existiam muito mais pessoas tentando fazer o mesmo que eu, ou seja, tentando vender alguma coisa.

Voltei para casa com o rabo entre as pernas. Estava abatido. Eu basicamente havia desistido. Fiquei enfurnado no meu quarto, em depressão, por três dias, mas decidi me levantar. Eu checo meus *e-mails* todos os dias pela manhã. Lembro de ter ligado o computador e pensado: *Para que estou fazendo isso?*

Comecei a ler meus *e-mails*. E então dei um grito! Tinha recebido um *e-mail* de uma jornalista do *USA Today*. Pode ser que você já tenha ouvido falar desse jornal, mas eu não tinha. Então, conferi minha base de dados e dei mais um grito. Fiquei sabendo que se tratava do maior jornal dos Estados Unidos!

Conversei com a jornalista, que disse que havia lido meu livro nos últimos seis meses e que o adorara! Então, o jornal fez uma matéria sobre mim, e minha vida mudou para sempre. A jornalista disse que eu tinha publicado meu livro por conta própria, e nas 48 horas seguintes recebi telefonemas das maiores editoras do mundo. Imagine a cena: um rapaz de 21 anos sentado de cueca, de madrugada, conversando com editores do outro lado do mundo, com os quais ele havia apenas sonhado. Mas eu passei por isso e foi muito bacana! Eles queriam saber quem era meu agente literário, porque queriam discutir os direitos autorais do meu livro. Eu disse que chamaria a minha mãe...

Um mês depois, peguei um avião em Melbourne e 21 horas depois estava em Nova York para me reunir com todas as maiores editoras. Se eu já achava difícil ficar sentado na sala de aula, imagine ficar dentro de uma lata por 21 horas! Mas adivinhe o que aconteceu? Eu vendi os direitos, e o livro que você está lendo é prova disso!

Então acho que finalmente consegui!

PARTE 2

Estratégias para o sucesso

Como é ter DDA/TDAH?

Acredito que as estratégias que vou discutir nas páginas seguintes são as ferramentas mais úteis para superar o DDA/TDAH e usá-lo a seu favor. Alguns médicos especialistas nesse distúrbio não concordam com essa afirmação. Eles acreditam que a medicação é a única maneira de tratar o DDA/TDAH. Não sou contra remédios, porque eu os usava quase todos os dias, mas apenas quando era preciso. Já na fase adulta, a única vez que tomei Ritalina foi para escrever este livro.

Meu argumento a respeito do remédio é bem simples. Ele não interrompe, mas apenas limita os impulsos que crianças e até adultos com DDA/TDAH são propensos a desenvolver. Se seu filho faz uso de medicamentos e o cérebro dele pedir que ele pule de uma árvore, nenhuma substância vai impedir a formação desse pensamento. Por isso, você precisa ensinar a ele as consequências de pular de uma árvore. Eu uso a técnica da decodificação para decidir qual pensamento é bom. Costumo tentar me colocar no lugar de outras pessoas. Pergunto a mim mesmo: Se eu fosse outra pessoa, pularia da árvore? Isso me permite diferenciar um pensamento bom de outro ruim. Quando apresento essa técnica, o argumento que sempre me dão é de que as crianças com o distúrbio são impulsivas demais para pensar antes de saltar. Isso costuma ser verdade. Mas, se você exercitar diariamente essa ideia com seu filho, ele vai acabar se lembrando dela quando estiver fazendo algo anormal. As pessoas também dizem que as crianças com DDA/TDAH não pensam antes de agir. Mas eu discordo. Elas pensam sim antes de agir, mas não nas consequências de seus atos. Como sabemos, toda ação tem uma reação, mas as crianças com DDA/TDAH costumam se esquecer disso.

Os pais costumam se perguntar por que seu filho é tão nervoso e violento. Algumas pessoas acreditam que esses são sintomas do distúrbio. Mas não é verdade. Eu sofro de TDAH grave, e já fui muito nervoso e violento. Mas, conforme fui crescendo, não tive mais motivos para ser violento e atacar pessoas inocentes e minha família. A raiva e a violência não são *sintomas* do DDA/TDAH, mas *resultados* do distúrbio. Para entender por que seu filho é tão nervoso, por que se mostra tão irritado e violento, você deve entender o mundo no qual ele vive. As pessoas que não sofrem de DDA/TDAH geralmente não entendem como é ter esse problema e, assim, não sabem como lidar com ele e controlá-lo. Tentarei explicar como é ter o distúrbio, para que você consiga entender melhor o seu filho.

O DDA/TDAH costuma ser classificado como um distúrbio que afeta a concentração, geralmente associado a crianças desobedientes ou simplesmente más. Isso é o que costuma pensar quem não compreende o distúrbio, e a imprensa, por sua vez, reforça a ideia. Crianças com esse transtorno muitas vezes são tachadas de más, em razão do mau comportamento e dos padrões sociais. Mas o DDA/TDAH vai muito além disso. Para entender, você deve analisá-lo do ponto de vista de seu filho.

Você já fez alguma coisa e depois se lamentou: "Por que fiz (ou disse) isso?" É assim que se sente quem tem DDA/TDAH. Mas o problema é que você não entende por que seu cérebro lhe disse para agir daquela maneira.

Uso sempre este exemplo: se o cérebro de uma pessoa normal "diz" que está com fome, o que ela faz? Ela se alimenta preparando um sanduíche ou algo assim. Isso parece normal para você, porque seu cérebro lhe disse que estava com fome.

Agora, vamos ver essa situação do ponto de vista de alguém com DDA/TDAH. Você está sentado assistindo à TV e apenas relaxando. O mesmo pensamento lhe ocorre: *Estou com fome.* O que você faz? Você se levanta para se alimentar. Sai do sofá e vai em direção à cozinha. Mas, ao ir para lá, vê o cachorro deitado no carpete. Então, seu cérebro manda você chutar o cachorro, assim como mandou que se alimentasse. Em seguida, o cachorro lhe dá uma mordida, e você o chuta de novo. O cão se afasta e você se pergunta por que ele o mordeu. Mas seu cérebro volta a dizer que está com fome e, assim, você vai fazer um sanduíche. Um pouco antes de prepará-lo, sua mãe grita com você por ter chutado o cão. Mas você não entende por que ela está irritada, afinal você estava apenas preparando um lanche. Então você perde o controle, começa a agredir sua mãe e a dizer que ela é uma *vaca*. Mas não percebe que acabou de chamar sua mãe de vaca, porque você só queria fazer um sanduíche. E então volta a ver televisão.

Agora, observe isso do ponto de vista da mãe. A situação se inverte! Meu filho estava indo para a cozinha, chutou o cachorro, que em seguida o mordeu. Ele decidiu chutar o animal mais uma vez, e o cão saiu correndo. Então, gritei com meu filho por ele ter chutado nosso animal de estimação. Ele me agrediu e me chamou de vaca. Depois se sentou e continuou a assistir à televisão, como se nada tivesse acontecido.

A mãe, então, começa a chorar, porque não compreende o que o filho tem. Ela se pergunta: *Por que meu filho me xingou e me agrediu?* E pensa que talvez simplesmente seja uma mãe ruim. A depressão toma conta e ela não consegue mais lidar com a situação.

Aqui está outro exemplo de como seu filho pensa. Você e ele estão fazendo compras, e uma mulher acima do peso passa e dá uma trombada em você. Você pensa: *Olhe por onde anda, balofa!*

Mas analise a situação do ponto de vista de seu filho. Ele está fazendo compras com a mãe, mas detesta fazer compras e queria estar vendo TV. Ele está de mau humor, porque a mãe não quer ir à loja de brinquedos. Vai caminhando e xingando a mãe. Está com tanta raiva que parece que vai explodir. E então uma mulher gorda dá um esbarrão nele. Ele se vira e grita: "Sua gorda idiota, olhe por onde anda com essa banha! Você é tão gorda que sua barriga tem CPF próprio!" E então a mãe grita com ele por causa de uma gorda.

Analisando a situação do ponto de vista da mãe, é o filho quem está errado. Ela está chorando por dentro, perguntando a si mesma: *Por que ele não pode manter a boca fechada?* Analisando tudo do ponto de vista do filho, ele acha que a culpada é a mãe por não tê-lo levado à loja de brinquedos, caso contrário nada disso teria acontecido – e a gorda mereceu escutar o que ele disse.

O que deixa uma criança com DDA/TDAH irritada e violenta?

Todos sabemos que crianças com DDA/TDAH costumam ser extremamente violentas, principalmente em relação a seus familiares. Os pais muitas vezes não conseguem entender por que o filho age de modo violento com quem ele ama e, ao mesmo tempo, consegue não descontar a raiva em outras pessoas. Alguns pais acreditam ser a causa da raiva do filho e pensam que são culpados. Para entender isso e assim corrigir o problema, eles precisam analisar a vida do filho.

Crianças normais frequentam a escola sem grandes problemas. Mas uma criança com o distúrbio enfrenta problemas enormes todos os dias. Com tão pouca idade, os obstáculos a ultrapassar parecem gigantescos. Para entender essa ideia, descreverei mais uma vez o mundo de seu filho. Gosto de usar o exemplo de um vulcão para descrever a raiva do DDA/TDAH. A raiva se acumula como a lava de um vulcão, até chegar ao ponto de erupção. Mas é aí que os pais costumam se confundir. Eles não compreendem por que algo tão simples quanto pedir ao filho que escove os dentes pode causar um ataque de raiva. É aí que entra o vulcão. O melhor nesse exemplo é que, assim como com os vulcões, você pode prever quando e onde seu filho vai explodir. Mas, bem diferente do que acontece com os vulcões, você pode liberar lentamente a pressão, de modo que ela não se acumule e cause destruição generalizada.

O vulcão

Seu filho acorda de manhã, cansado depois de apenas algumas horas de sono. Você se pergunta: *Como ele pode estar tão cansado? Eu o coloquei para dormir cedo.* Muitas pessoas não têm ideia da dificuldade que indivíduos com DDA/TDAH têm para dormir. Não é que não estejam cansados – geralmente estão exaustos depois de um dia agitado. Simplesmente não conseguem dormir porque, diferentemente das pessoas cuja mente para quando vão dormir, a mente de uma pessoa com DDA/TDAH não para nunca. Medicação estimulante, como a Ritalina, também causa insônia. Então, seu filho acorda cansado e precisa enfrentar outro dia repleto de obstáculos. Ele acorda de mau humor e precisa ir à escola. A primeira camada de lava se acumula no vulcão.

Quando finalmente chega à escola, depois de muitos minutos frenéticos, ele se vê em um ambiente restrito. O professor manda os alunos abrirem os livros. Mas seu filho não escuta essa ordem, porque não está concentrado. Mais uma vez, trata-se de uma crença comum e falsa – que crianças com o distúrbio não se concentram. Seu filho não está concentrado no professor, mas está em outra coisa, que julga mais interessante. A concentração dele já foi prejudicada pela insônia. Quando leva bronca por não ter aberto o livro, ele não consegue compreender por que está sendo repreendido, pois simplesmente não se lembra de ter escutado a ordem para abrir o livro. Ele fica cada vez mais confuso, principalmente se não tiver habilidades acadêmicas. Vê outros alunos fazendo a tarefa, mas não consegue realizá-la, e não entende por quê. A segunda camada de lava se acumula no vulcão.

É hora do intervalo, mas seu filho precisa esperar, seja para terminar a lição ou por ter se comportado mal. Ele olha para as outras crianças brincando e pensa: *Por que* eu *não estou brincando lá fora?*

Agora ele é o único aluno da sala e consegue terminar a lição, porque criou o ambiente de trabalho perfeito para si. Mas ainda não consegue entender por que não conseguiu fazer isso antes. Pensa: *Por que sou tão diferente das outras crianças?* E a terceira camada de lava se acumula.

O intervalo termina, mas seu filho não conseguiu extravasar a energia e a frustração acumuladas. Agora precisa voltar para a sala e fazer mais tarefa sem graça. Ele vê o amigo ao lado fazendo um aviãozinho de papel e pensa: *Isso parece mais interessante do que fazer a lição de matemática*, então decide fazer um também. Mas faz um avião maior e melhor que o do amigo. Crianças com DDA/TDAH simplesmente não compreendem o conceito de ser sutil. Seu filho está tão interessado em fazer o avião de papel que é como se estivesse em um mundo totalmente diferente. Isso se chama hiperconcentração, algo que pessoas com DDA/TDAH costumam estar propensas a adotar. Ele quer testar o avião, por isso o lança pela sala. O avião acerta uma menina na cabeça, e ele é expulso da aula. Enquanto está sentado do lado de fora, tenta entender por que as pessoas pegam tanto no seu pé. Afinal, seu amigo também estava fazendo um avião e não foi repreendido. É aí que a criança com DDA/TDAH mais sofre. Ela não compreende que seu comportamento é distraído ou exagerado, porque, para ela, tudo parece muito normal. A quarta camada de lava se acumula no vulcão.

Você pega seu filho e ele parece bem feliz. Você acha que é porque teve um bom dia na escola. Mas, na verdade, ele está feliz porque não está mais na escola e se sente seguro com pessoas que o amam e não vão tratá-lo de modo diferente. Vocês chegam em casa e ele joga a mochila no chão, no meio do caminho. Senta no sofá e assiste à televisão por horas a fio. Você acredita que ele está apenas agindo de modo preguiçoso, mas não é isso.

Agora é hora de fazer a lição de casa. Mas você e ele sabem que as coisas não vão acontecer sem briga. Você desliga a televisão e consegue fazer o vulcão da raiva entrar em erupção. Mas pergunta a si mesmo: *Que diabos eu fiz de tão ruim assim? Eu simplesmente desliguei a televisão.* Então seu filho começa a fazer um escândalo, gritando e xingando. Mas você não tem culpa – simplesmente você é o terreno no qual seu filho pode despejar a lava de raiva acumulada ao longo do dia.

Há algumas coisas que você precisa saber quando seu filho explodir assim. A primeira delas é que ele não sabe o que está fazendo quando tem esse tipo de ataque. Está tão irritado que, quando explode, não sabe o que faz nem o que diz. Ele pode empurrar e chutar você, mas de fato não sabe o que está fazendo. Isso pode parecer muito estranho para pessoas normais, mas é verdade. O curioso nesses ataques é que eles podem durar apenas alguns minutos ou até uma hora. Mas depois do escândalo seu filho pode ficar calmo e tranquilo.

As pessoas normais consideram essa atitude totalmente fora do comum. Mas o pior de tudo é que os pais punem o filho depois de ele ter extravasado a raiva. E então o ciclo recomeça. Seu filho não sabe por que está de castigo no quarto, pois nem se lembra de ter chutado e batido em você – e a primeira camada de lava mais uma vez se acumula.

As pessoas costumam me perguntar por que os pais são os receptores dessa raiva toda. Não é que seu filho odeie você. É exatamente o contrário. Ele o ama e é por isso que faz o que faz. Sabe que, mesmo explodindo assim, você ainda vai amá-lo. Você é o campo de lava de seu filho, e os campos de lava são usados continuamente para aliviar a pressão.

O que fazer se você tem um filho com DDA/TDAH nervoso e violento

A violência pode destruir uma família, mas fica ainda mais difícil de tolerar quando você ama incondicionalmente o indivíduo violento. Meus pais certa vez me descreveram como uma criança incontrolável, o que é verdade. Mas eles não percebiam que eu era incapaz de controlar minhas atitudes. Demorei anos para entender por que era tão nervoso e violento. Mas, quando percebi, minha vida e a de meus pais mudaram totalmente. O problema da raiva é que ela se acumula até explodir, e as pessoas que você ama se magoam. Mas existe uma resposta e uma maneira de controlar a raiva, e aprendi a fazer isso.

Já expliquei por que as crianças que sofrem de DDA/TDAH são tão irritadas, mas ainda não contei o que você quer saber de verdade. Como pôr fim a esse comportamento? A jornada para a redução da raiva é longa e tortuosa, mas, ao chegar ao fim desse caminho, você verá que cada passo valeu a pena. A primeira coisa a ser feita é compreender por que seu filho tem tanta raiva. Pode ser que um incidente tenha causado a explosão violenta. Mas você deve ir além disso e analisar o mundo dele. O ambiente social de seu filho costuma ser a causa da maior parte da raiva. A resposta é mudá-lo. A única maneira de fazer isso é aumentar a autoconfiança de seu filho, de modo que ele acredite que pode enfrentar o mundo. A maioria das pessoas não sabe como é ser humilhado todos os dias por coisas que você acredita ser normais, e escutar que você é uma criança má ou simplesmente burra.

A construção da autoconfiança pode ser feita de duas maneiras apenas. A primeira é por meio do desempenho acadêmico. Mas surge aí um problema: Como ensinar uma criança com DDA/TDAH que não quer aprender? Essa é uma pergunta que os pais costumam me fazer. Eles dizem que na teoria isso parece bacana, mas que pôr essa ideia em prática é quase impossível. Concordo com isso, mas existe uma resposta. O problema é que as crianças com o distúrbio aprendem de maneira diferente das outras. Usar o sistema de aprendizado empregado nas escolas é como tentar ensinar seu filho falando outro idioma.

A segunda maneira de aumentar a autoconfiança da criança é por meio dos esportes ou do teatro. Todos sabemos que crianças com DDA/TDAH são cheias de energia. Costumam ser ótimas nos esportes, mas não têm muita confiança em si mesmas. Outro problema é que os esportes costumam ser praticados em equipe, e elas encontram dificuldades na interação social. Se os esportes e as tarefas escolares não forem implementados de modo adequado, podem ser muito contraproducentes.

Quando for usar os esportes para aumentar a confiança, sugiro práticas individuais. Assim, seu filho desenvolverá um senso de responsabilidade pelas próprias atitudes. Isso também cria um senso de conquista pessoal que não existe nos esportes em equipe. Você acha que os técnicos gostariam de ver jogadores distraídos enquanto tentam passar orientações ou explicar jogadas? Pois é, a resposta é não. Mesmo que seu filho não seja bom no esporte individual, sugiro que você converse com o professor. Se ele nunca vencer, quem se importa? O importante é reforçar a autoconfiança. Você deve contar ao professor sobre a situação de seu filho e pedir ajuda. Até mesmo dar à criança um prêmio de incentivo pode ser muito benéfico.

Após aumentar a autoconfiança de seu filho, é hora de moldá-lo de forma que se torne uma pessoa mais tranquila. Eu já disse que seu filho não pode ser responsabilizado pelos próprios atos, porque não sabe o que está fazendo de errado. Aposto que você já cansou de gritar com ele, e ainda assim parece que ele nem está escutando. Sim, você tem razão. Você pode gritar com uma criança com DDA/TDAH por horas e ela não vai escutar, porque pessoas com esse transtorno encontram uma maneira de se fechar dentro do próprio mundo. *Para se fazer entender a uma criança com DDA/TDAH, livre-se de todas as atitudes disciplinares comuns.*

Para realmente reduzir a raiva, você deve mostrar a seu filho o que ele está fazendo de errado quando estiver agindo mal. Crianças com DDA/TDAH são muito visuais e experimentam o mundo por meio do que veem. Para se fazer entender, você deve mostrar exatamente o que ela está fazendo *naquele momento*. Não mais tarde, nem mesmo dez minutos depois. Assim que ela fizer alguma coisa errada, você deve apontar o que é, caso contrário ela vai esquecer e a atitude disciplinar não será útil.

Uma câmera de vídeo pode ser a melhor aliada dos pais. Se seu filho estiver fazendo um escândalo, sugiro que você grave tudo e mostre a ele assim que possível. Tranque-o em um quarto e mostre as imagens diversas vezes, até ele compreender o que fez ou disse. Mas não permita que ele saia do quarto antes que diga exatamente o que fez de errado. Esse pode ser um momento de mudança para uma criança com DDA/TDAH, porque ela finalmente enxerga o que está fazendo de errado. O mais interessante nessa técnica é que, da próxima vez que ela agir mal, você só terá de pegar a filmadora. Esse sinal mostra à criança que ela está agindo como da última vez que você a filmou.

Quando seu filho se acalmar, sugiro que você se sente com ele, prepare um lanche e um suco e diga que o ama. Seu filho está agindo dessa maneira porque é muito difícil para ele viver no mundo em que vive. Ele se sente isolado, diferente e desprezado. Ao mostrar que se importa, em vez de gritar e aumentar a insegurança dele, você fará com que ele se sinta melhor em relação a si mesmo.

Também sugiro que você deixe seu filho terminar os escândalos que começar. Não tente impedi-lo, a menos que ele esteja quebrando coisas ou colocando a si mesmo ou outras pessoas em perigo. Seu filho precisa deixar o vulcão de ira entrar em erupção, pois, se não fizer isso, a raiva só vai aumentar.

Você também pode tentar prever quando e onde esses ataques violentos vão acontecer. Certas coisas causam essas explosões. Já aprendi que, quando não extravaso minha raiva, costumo descontar minhas frustrações em outras pessoas. Ao registrar datas, horários e circunstâncias dos acessos, você terá mais facilidade de prever outros ataques. Se um padrão surgir, combata o problema permitindo que seu filho extravase a raiva em explosões curtas e programadas, como brincando de pega-pega, chutando bola etc.

O segredo para aliviar o vulcão é aprender a conviver com ele e não tentar impedi-lo. Seu filho deve liberar a raiva em explosões curtas e controladas. Um dos meninos dos quais sou tutor é muito violento na escola, como eu era. Certo dia, quando eu estava tentando ajudá-lo a estudar, percebi que não estava tendo progresso algum. Notei que ele estava irritado e prestes a explodir. Então, decidi que, se ele ia explodir, a melhor pessoa para aguentar esse ataque seria eu. Eu o levei para fora e nós tivemos uma briga enorme – durou cerca de quarenta minutos. A mãe dele saiu de casa e não conseguiu acreditar no que viu. Seu filho estava me chutando, mordendo, batendo e puxando meu cabelo. Seus olhos brilhavam, e ele parecia furioso. A maioria das pessoas sentiria medo, mas eu sabia exatamente pelo que ele estava passando. Ele não me odeia, sei que me ama muito, mas simplesmente precisava extravasar sua raiva. É difícil explicar isso aos pais, porque parece muito errado. Seria como se eu o estivesse incentivando a ser violento. Mas, na verdade, eu estava permitindo que ele extravasasse sua raiva em mim, para que não o fizesse na escola, onde acabaria se encrencando.

O único problema é que isso faz com que a criança pense que a violência resolve as coisas. Então, depois disso, eu me deitei ao lado dele no chão e ficamos olhando para o céu por cerca de quinze minutos. Expliquei que ele não podia agir daquela maneira com outras pessoas, porque elas não sabem como é divertido. Depois disso, fizemos a lição de casa. Nunca tivemos um dia tão produtivo! Isso aconteceu porque ele teve a chance de esquecer sua raiva e seu ódio do mundo, principalmente da lição de casa.

Outro problema é que não sei quantas mães gostam que alguém puxe seu cabelo. Nenhuma, acredito. Então, refleti sobre isso um pouco mais. E tive uma ideia. As artes marciais fazem três coisas ótimas pelas crianças com DDA/TDAH. A primeira é que permitem que elas extravasem sua raiva em um ambiente controlado. A segunda é que mostram quando e onde elas podem usar suas habilidades de luta. (Esperamos que não com suas irmãs.) A terceira é que as artes marciais elevam a autoestima, porque os alunos recebem faixas de cores diferentes por suas conquistas.

A última coisa que eu gostaria de mencionar sobre a raiva é que você deve abordá-la com a mente aberta. Às vezes é preciso condená-la, e às vezes é preciso incentivá-la. A raiva controlada dá a seu filho uma válvula de escape quando ele sente que vai explodir. Minha mãe costuma dizer: "Vá correr na praia e liberte seu monstro!" Isso funciona!

Medicar ou não medicar?
Eis a questão

A questão da medicação é um dos assuntos mais debatidos nas discussões sobre o transtorno de déficit de atenção, com ou sem hiperatividade. Os pais costumam ter muitas dúvidas acerca dos efeitos colaterais dos remédios estimulantes. A maioria dos pais e da imprensa não sabe como eles funcionam ou o que fazem. Quando eu era mais novo, tinha algumas preocupações sobre tomar Ritalina. Eu costumava culpá-la por minha baixa estatura. Tenho apenas 1,65 metro, e não cresço desde os 14 anos. Hoje eu me divirto com isso, porque, na verdade, sou mais alto que meus pais. Então, cheguei à conclusão de que se trata simplesmente de genética – não tem nada a ver com os remédios.

Fico muito irritado quando escuto, por meio da imprensa e de alguns médicos, que tomar remédio é errado e que estamos criando uma geração de crianças viciadas. A primeira coisa que os pais precisam entender é que é basicamente impossível se viciar nesse remédio. Tenho a impressão de que é desse fato que surgem informações negativas sobre essa medicação.

Então, como de fato os remédios funcionam?

O cérebro funciona enviando impulsos elétricos através das células cerebrais. Em um cérebro "normal", os impulsos são enviados e recebidos sem problemas. No cérebro de um indivíduo com DDA/TDAH, os impulsos são interrompidos, e a célula seguinte não recebe a mensagem toda. O remédio basicamente aumenta esses impulsos, de modo que mais mensagens sejam enviadas. Também restringe a enzima natural que destrói tais mensagens.

Existe outra maneira de analisar a situação. Imagine o cérebro como uma rede de computadores enviando mensagens de *e-mail*. No cérebro com DDA/TDAH, quando um *e-mail* é enviado, apenas um quarto dele é recebido pelo outro computador. O cabo de rede apresenta falhas, porque um dos fios não está conectado corretamente. O remédio envia mais *e-mails*, de modo que a mensagem toda seja compreendida. Ele também reconecta o cabo falho da rede, permitindo que a mensagem toda seja enviada ao computador seguinte.

Se você entendeu isso, é muito mais esperto do que eu, porque precisei de muito tempo para compreender esse conceito. É por isso que estou escrevendo este livro – estou cansado de tentar entender toda essa lenga-lenga médica que livros sobre DDA/TDAH trazem. Nessas obras, há frases do tipo: "Acreditamos que" ou "Deduz-se que". Até onde consigo entender, muitos médicos têm uma porção de ideias sobre como acreditam que o DDA/TDAH funciona. Mas ninguém sabe ao certo.

Efeitos colaterais de remédios estimulantes

Se alguém disser que não existem efeitos colaterais nos remédios estimulantes, essa pessoa está enganada. Existem muitos, mas os tipos e a intensidade variam de pessoa para pessoa. Se você está tentando decidir se vai tomar o remédio, precisa, em primeiro lugar, pesar os prós e os contras. Se os efeitos colaterais forem muito ruins, é claro que você não deve usar a droga. Mas não a descarte logo de cara. Existe muita medicação no mercado e, se preciso, você deve experimentar todas elas.

Os efeitos colaterais conhecidos desses remédios duram pouco tempo – são sentidos durante e depois de o remédio passar por seu organismo. O efeito colateral mais prolongado é a insônia. Esse é um grande problema dessa medicação, que costuma ser ignorado porque os pais não dormem no mesmo quarto que o filho. Muitas crianças têm dificuldades para pegar no sono quando estão tomando estimulantes. Basicamente, você tem a impressão de que tomou muito café durante o dia. Então, quando tenta dormir, porque seu corpo está cansado, sua mente não consegue se desligar.

Mas, na minha opinião, os efeitos colaterais não superam os benefícios dessa medicação. Acredito que, sem o remédio, eu não teria sido tão bem-sucedido. Sem ele, eu não teria terminado o colégio e provavelmente teria ido parar em um reformatório. E não teria conseguido começar a escrever este livro, muito menos concluí-lo.

Estes são outros efeitos colaterais possíveis:

- Perda de apetite
- Sensação de estômago cheio
- Fadiga
- Dor de cabeça
- Tontura
- Visão turva

- Depressão
- Irritabilidade
- Aumento da tensão
- Vontade de chorar

É provável que apenas alguns desses efeitos sejam sentidos por seu filho e geralmente somente por alguns meses, até que o corpo dele se acostume com a medicação.

O perigo no uso desses remédios é que os pais acreditam ser a resposta para todos os problemas. Deixe-me dizer: não é bem assim. Eles apenas ajudam. Algumas pessoas acreditam que a medicação terá efeito instantâneo. Isso não acontece. São necessários vários meses, até anos. Você se lembra do meu comportamento na sétima série? Eu tomava remédio e continuava sendo o mesmo Ben de sempre. Doze meses depois, meu comportamento havia mudado drasticamente. Eu era outra pessoa, havia começado a entender como meu cérebro funciona. Tomando o remédio, passei a entender como devia me comportar. Também mudei minha maneira de pensar. Eu tentava prestar atenção nas aulas e me comportar. Não foi o remédio, mas a melhor compreensão sobre o funcionamento do meu cérebro. Mas, no nono ano, eu ainda estava tomando a medicação e decidi voltar a ser quem eu era. Nenhum remédio vai mudar seu filho da noite para o dia – trata-se de uma jornada diária e eterna para aprender a lidar com o DDA/TDAH e a controlá-lo.

A questão da medicação

Alguns médicos acreditam que pessoas como eu deveriam ser medicadas diariamente. Eu estava em uma conferência em Sydney quando um médico fez essa afirmação absurda. Fiquei muito irritado. Acredito que essa crença vem da atual condição de nossa sociedade, ansiosa por soluções rápidas. Hoje, uma pessoa resfriada vai ao médico e quer um remédio para solucionar o caso. Mas o DDA/TDAH não pode ser resolvido com um comprimido. Se existe alguém que inventou um comprimido para esse problema, por favor, eu quero saber! Seria ótimo!

A primeira coisa que você tem de entender é que, apesar de o remédio ser a melhor maneira de tratar o DDA/TDAH, ele não resolve tudo. Já ouvi falar de uma mãe que medicava o filho o dia todo e lhe dava remédio para dormir quando ele chegava em casa, para não ter de lidar com ele. Gostaria de conhecer essa mãe para poder perguntar a ela como seu filho vai aprender a entender e a lidar com seu distúrbio se ele fica inconsciente feito um zumbi o dia e a noite toda. Esta é minha opinião sobre esses remédios fortes. Sou a favor deles – mas apenas quando necessário. Você toma remédio para dor de cabeça quando não tem dor? Não, é claro que não. Então, por que os pais dão remédios fortes aos filhos quando estes estão se comportando bem? Se você fizer isso, seu filho nunca vai aprender a lidar com o distúrbio. Você acha que, quando ele sair de casa e parar de tomar o remédio, vai de repente aprender a controlar seu comportamento instável?

Acredito veementemente que a única maneira de resolver o DDA/TDAH é aprender a lidar com ele. Sei que foi isso que tanto me ajudou – não porque tomo Ritalina, mas porque aprendi a entender e a desenvolver estratégias práticas para poder agir socialmente de modo adequado. Sugiro que você medique seu filho apenas quando ele precisar, geralmente na escola e em outras atividades sociais. Se ele ainda for pequeno, consigo entender o motivo que leva você a medicá-lo com frequência. Mas, conforme ele vai ficando mais velho, precisa aprender a controlar suas atitudes. As pessoas costumam pensar que um indivíduo supera o DDA/TDAH conforme fica mais velho, mas não é o que acontece. Apenas aprendemos a controlá-lo melhor.

O problema do excesso de medicação

Tome cuidado com o excesso de medicação. O problema de tomar muito remédio, em altas doses e ao longo de semanas ininterruptamente, é que isso transforma a vida em um inferno. Se você der muito remédio a seu filho, ele ficará em um estado de zumbi. Detesto esse estado, fico paranoico. Por diversas vezes tomei remédio demais enquanto fazia lição de casa, e é bem assustador. Costumo me pegar olhando para o céu, concentrado em nada. Fazer as tarefas mais simples parece impossível. Também fico me contorcendo e cutucando minha pele sem parar.

Tomar remédio demais por um período muito longo exaure o cérebro. Essa medicação faz com que a pessoa se hiperconcentre nas coisas. Por isso, se seu filho tomá-lo por muitas semanas sem parar, vai se concentrar ao extremo, por horas a fio. É como trabalhar demais, mas sem fazer nada. Descobri que, quando tomo o remédio por longos períodos, fico com muita insônia. Posso estar bêbado de sono e ainda assim não consigo dormir. Além disso, sinto uma dor de cabeça terrível. Eu a chamo de "dor de cabeça de Ritalina". Ela costuma ocorrer algumas horas depois de o efeito do remédio passar e pode ser tratada com um analgésico.

Quando medicar

Acredito que você só deve medicar seu filho quando ele precisar. Na escola, costuma ser essencial. Não me incomodo com isso, porque eu tomava remédio o tempo todo no colégio. Outras vezes é preciso fazer uso da medicação quando começamos a fazer a lição de casa, em reuniões familiares, em eventos sociais, no trabalho e para praticar esportes. Mas acredito que ela não deve ser tomada aos fins de semana, a menos que seja extremamente necessário. Além disso, não deve ser tomada durante as férias escolares. É preciso medicar com moderação.

Você deve dar um tempo a seu filho para que ele se recupere depois de uma semana de aula. Não é um fato comprovado, mas o remédio pode retardar o crescimento em razão da falta de apetite. Por isso, é importante fazer intervalos na medicação para que seu filho possa comer e crescer.

Acho que tomar muito remédio por um longo período causa resultados contraproducentes. Se seu filho tomar remédio demais, pode ficar fisicamente e, sobretudo, mentalmente esgotado. Quando o efeito da medicação passar, ele estará mentalmente exausto. Qualquer coisinha poderá causar um ataque violento ou um comportamento instável.

Muitas pessoas não vão concordar com essa afirmação. Meu argumento é que todos sabemos como ficamos quando trabalhamos demais. Por exemplo, se você fizer muitas horas extras no trabalho em um mês, vai se sentir física e mentalmente exausto. Qualquer coisa vai deixá-lo irritado. É exatamente isso que acontece quando você toma esse remédio por muito tempo. O cérebro fica acelerado por horas, todos os dias, mas a criança não está fazendo nada. Ela pode estar brincando com os amigos e sua mente estar a mil quilômetros por hora. Por isso, acredito que tomar remédio por longos períodos ininterruptos pode até piorar o comportamento ruim, porque a criança fica mentalmente exausta e ainda mais agitada com os remédios. Assim, ela pode perder as estribeiras com mais facilidade quando se sentir frustrada. Só peço aos pais que não se esqueçam disso.

Você não deve medicar seu filho quando ele não estiver fazendo nada. Talvez isso facilite sua vida, mas é cruel. Quando ele toma o remédio, seu cérebro recebe estímulos em excesso e ele fica muito agitado, em um estado mental frenético. Se estiver fazendo uso de medicação, dê a ele o que fazer. Se simplesmente ficar sentado em frente à TV, estará se concentrando excessivamente em uma caixa cheia de fios. Você já se perguntou por que seu filho fica agitado e inquieto quando está tomando o remédio? É porque ele não é mentalmente estimulado e também em razão do efeito colateral do remédio. Coçando e cutucando a pele, ele está se hiperconcentrando nessa atitude. Posso dizer que não é uma experiência muito bacana.

Como a medicação deve ser tomada?

Seu filho deve tomar o remédio por conta própria. Você pode lhe entregar o comprimido, mas ele deve aprender a tomá-lo sozinho. A medicação deve ser ingerida com a comida, porque assim é liberada mais lentamente. Quando tomo o remédio sem comida, ele bate com força e me manda diretamente para um estado catatônico. São necessários cerca de quarenta minutos para sentir os efeitos. Cerca de uma hora e meia depois, os maiores efeitos são sentidos. Você deve explicar a seu filho por que ele está tomando a medicação e como isso melhora o comportamento, a concentração e assim por diante. Sugiro que você o filme quando estiver sob o efeito do remédio e quando não estiver. Isso fará com que ele entenda qual é o modo apropriado de se comportar. E, quando não estiver agindo de modo adequado, ele vai aprender a se medicar, o que é extremamente importante conforme for ficando mais velho.

O maior desafio para seu filho é tomar o remédio na escola. Minha dosagem era de dois comprimidos de manhã e dois na hora do almoço. Minha mãe os colocava na minha lancheira e eu tinha de tomá-los. Mas a medicação reduzia meu apetite. Eu nem almoçava nem tomava os comprimidos. Isso era um grande problema, porque eu sempre aprontava alguma coisa no fim do dia. Muitas escolas exigem que os alunos com DDA/TDAH se dirijam à diretoria para tomar o remédio. Não há problema nisso enquanto seu filho for pequeno, mas também faz com que ele se sinta diferente e mais uma vez reforça a baixa autoestima.

Conforme seu filho for ficando mais velho, sugiro que ele assuma a responsabilidade por tomar o remédio. Ele saberá que, se não tomar, terá problemas. Não gosto da ideia de um rapaz de 18 anos sair da sala para tomar o remédio, como uma criancinha. Afinal, estamos falando de adultos.

Outro problema que tenho é determinar exatamente em que momento o remédio perde o efeito. Só porque é hora do almoço, isso quer dizer que todas as crianças que tomam essa medicação estão prontas para a próxima dose? As crianças são diferentes. Não tenho resposta para essa questão.

Como escolher a escola certa para seu filho

A escola certa ou errada pode ser um fator determinante no nível de sucesso que a criança vai alcançar academicamente e na vida. Se meus pais não tivessem escolhido as escolas certas, eu não teria sido bem-sucedido. O colégio adequado vai ajudar seu filho a resolver muitos dos problemas causados pelo DDA/TDAH.

Para escolher a instituição adequada, você deve primeiramente saber o que torna uma escola boa para um aluno com o distúrbio. A primeira coisa que você precisa analisar é o tamanho do colégio. Sugiro o menor possível, com classes de poucos alunos. Assim, seu filho receberá mais atenção no ensino. Isso é essencial se a criança tiver problemas de desempenho acadêmico. Classes menores também possuem um ambiente de trabalho mais tranquilo, o que favorece a concentração da criança. Nas escolas pequenas, os professores costumam ter mais tempo para cada aluno, e existe um ambiente de mais cuidados.

Quando encontrar uma escola pequena, sugiro que você pergunte sobre programas especiais de educação. Vá direto ao ponto e diga: "A escola e os professores têm experiência em lidar com alunos que sofrem de DDA/TDAH?" Se for o caso, faça perguntas específicas sobre programas de esportes e teatro. Seu filho pode gastar nos esportes ou em outras atividades extracurriculares a energia acumulada.

Descubra se a escola oferece algum tipo de programa em que alunos mais velhos fazem o papel de mentores dos mais novos. Isso é ótimo para alunos com DDA/TDAH, pois eles recebem orientações individualmente. É impressionante como uma criança com o distúrbio escuta um estudante mais velho. Mais uma coisa interessante para perguntar é quantos professores do sexo masculino trabalham no colégio. Isso pode parecer extremamente sexista, mas, pela minha experiência, alunos com DDA/TDAH se relacionam melhor com professores homens, porque estes conseguem lidar mais facilmente com o comportamento bagunceiro.

Para crianças com DDA/TDAH, acredito que o melhor tipo de escola são as religiosas e com alunos do mesmo sexo, porque exigem mais disciplina, e seu filho precisa de muita disciplina para manter o comportamento sob controle. As escolas ficam de mãos atadas quando alguns pais não permitem que os professores disciplinem os alunos que se comportam mal. Não somos religiosos, mas meus pais acreditaram que uma escola religiosa seria mais adequada para mim.

Você deve listar todas as escolas que acredita ser boas para seu filho. Sugiro veementemente que leve a criança a todos os colégios da lista e permita que ela decida em qual deles quer estudar. Por ter sido decisão dela, ela não poderá se rebelar e culpar vocês, os pais, pela escolha do colégio. Para seu filho, tente encontrar um professor do sexo masculino. Pode ser difícil, mas tente.

Muitos alunos com DDA/TDAH são forçados a repetir séries no início da vida escolar. Acredito que essa é a pior coisa que você pode fazer. Sim, seu filho pode estar academicamente atrasado, mas quem se importa com isso nos primeiros anos? Ele vai precisar de anos para se adequar. Eu particularmente não gosto dessa prática, porque ela prejudica a autoconfiança e causa ainda mais problemas. Você deve se lembrar de que seu filho provavelmente tem muito talento em alguma área, como muitas pessoas com o distúrbio. Mas um aluno com DDA/TDAH demora anos para aprender a estudar sozinho. Podemos nos concentrar – mas só fazemos isso quando sentimos vontade. Quando seu filho perceber isso, os resultados vão surpreender vocês dois. Algumas das maiores personalidades da história demonstraram muitos dos traços de quem sofre desse distúrbio. Costumavam ter problemas na escola, mas quando estavam sozinhas conseguiam resultados incríveis. De acordo com o dr. Gordon Serfontein, no livro *Attention Deficit Disorder in Adults*, Albert Einstein tinha todos os sintomas do distúrbio de déficit de atenção.

O que fazer se a escola se cansar de seu filho

Definitivamente esse é um assunto sobre o qual posso falar, porque passei por seis escolas. A cada dois anos eu tinha de encontrar um colégio novo. Os pais costumam ficar muito preocupados quando os filhos mudam tanto de escola, mas isso não é de fato um problema – pode até ser benéfico. Como dizem por aí, mudar é sempre bom. Mas o que fazer quando a escola já está farta do seu filho? Na maioria dos casos, não dá para fazer muita coisa. Você pode tentar perguntar: "O que vai acontecer com meu filho se vocês o expulsarem? Vão simplesmente passar o problema adiante? Pensei que as escolas tivessem a responsabilidade de cuidar da juventude deste país. Mas acho que estava enganado".

A única coisa que realmente importa é que seu filho esteja feliz na escola. Se ele não estiver satisfeito, tire-o de lá. Tente muitas vezes. Se puder, contrate professores particulares, porque assim seu filho tem a chance de rever o conteúdo ensinado na escola em um ambiente mais estável. Uma coisa que os pais precisam entender é que nem todos os alunos se tornam cientistas. Se seu filho não estiver indo bem academicamente, pergunte, no momento apropriado, se ele gostaria de fazer um curso técnico, ou algo do tipo. Talvez ele se dê melhor com habilidades manuais do que com a teoria acadêmica. Vale a pena tentar. Contanto que ele esteja feliz, quem se importa? Nem todo mundo pode ou quer fazer um curso universitário.

Relacionamentos

Pais

Os pais estão no centro da vida de uma criança com DDA/TDAH. E a coisa mais importante a entender é que, não importa quão mal seu filho se comporta, ele ainda os ama. Já expliquei por que os pais geralmente são os receptores da raiva e das agressões.

No meu caso, sei que não teria alcançado nada na vida sem minha mãe. Obrigado, mãe! Ela fez tudo por mim, por isso nosso relacionamento é tão importante. Minha mãe sempre foi quem trouxe estabilidade à família e tinha o poder de me acalmar.

É importante que ambos os pais assumam o trabalho de criar um filho com o distúrbio. Se um deles não estiver envolvido, o outro terá muitas dificuldades.

Se um dos pais trabalha fora e o outro fica em casa, o mesmo problema surge todas as noites. Quando o pai chega em casa depois de um longo dia de trabalho, a última coisa que quer escutar é: "Nosso filho fez isso e aquilo". O filho costuma ficar feliz com a chegada dele e quer brincar, mas geralmente o pai se afasta de todas essas questões, e a esposa tem de lidar com a situação sozinha. O marido então começa a passar cada vez mais tempo no trabalho, para não ter de lidar com os problemas de casa. Isso desgasta o casamento, e muitos pais de crianças com DDA/TDAH acabam se separando devido a essa constante pressão. Não canso de dizer como é importante que ambos os pais façam um esforço pelos filhos.

Irmãos

O relacionamento entre a criança com DDA/TDAH e os irmãos é muito difícil. Crianças com o distúrbio costumam perturbar e frustrar seus irmãos. Pior ainda quando todos frequentam a mesma escola – os irmãos costumam ser associados às coisas ruins que a criança fez. Além disso, a criança com DDA/TDAH geralmente recebe mais atenção por parte dos pais. Os irmãos sofrem com isso, ficam ressentidos e sentem ciúme do tratamento especial que o filho com o distúrbio recebe. Foi o que aconteceu com minha irmã. Ela odiava o fato de eu receber tanta atenção. Para ela, isso simplesmente era injusto.

Sugiro que você explique aos outros filhos o que o irmão deles tem. Tudo gira em torno da compreensão e da consciência, e, quando as pessoas entendem que uma criança com DDA/TDAH não consegue controlar seu comportamento, muito do estigma de ser o irmão de uma criança má é afastado.

Reuniões familiares são uma boa maneira de resolver questões que terminariam em brigas. Não há como fazer seus filhos gostarem um do outro, mas você pode reduzir a tensão entre eles.

Outra ideia muito boa é pedir a um primo mais velho ou ao filho mais velho de um amigo – alguém que seu filho respeite – para passar um tempo com a criança com DDA/TDAH. As crianças imitam o comportamento dos mais velhos, e essa pode ser uma boa maneira de mostrar a seu filho o jeito certo de se comportar. Fazer com que um jovem mais velho seja tutor de seu filho também pode ser muito benéfico.

Professores

Esse relacionamento pode ser muito positivo para seu filho. É essencial explicar ao professor da criança por que ela se comporta de maneira incomum. Isso dará a seu filho uma chance maior de ultrapassar certos limites sem ser punido. O mais importante no relacionamento entre aluno e professor é o respeito mútuo. Se seu filho odiar o professor, fará tudo que puder para perturbá-lo. Mas, se gostar do professor, este conseguirá controlá-lo melhor, porque será visto como um amigo. No 12º ano, minha coordenadora não conseguia entender por que eu me metia em confusão em todas as aulas, menos na de economia. Eu disse a ela que a explicação era simples. Eu gostava do professor e, quando ele me pedia para fazer silêncio ou fazer a tarefa, eu obedecia, porque não queria desapontá-lo. Mas eu não gostava tanto dos outros professores, e fazia o possível para deixar isso claro por meio de meu comportamento ruim.

É importante que os pais estabeleçam boas relações com os professores do filho. Algumas conversas durante a semana farão com que você compreenda as responsabilidades do professor e as de seu filho. É ótimo descobrir o que precisa ser alcançado.

Menino preguiçoso!

Meus pais sempre me dizem: "Você não faz nada. Você é tão preguiçoso, Ben!" Essa é uma característica comum em pessoas com DDA/TDAH, apesar de contradizer o nome "transtorno de déficit de atenção e hiperatividade". Se sou hiperativo, como posso ser preguiçoso? Não somos propositalmente preguiçosos, apenas temos acessos curtos de comportamento frenético, seguidos por horas ou até mesmo dias de total inatividade. Não é incomum para mim estudar por doze horas seguidas, e depois não fazer nada por dias, só ficar deitado na cama. Parece que não pode haver uma combinação dos dois estados.

Ser preguiçoso é uma característica de pessoas com DDA/TDAH porque elas têm muitos pensamentos e ideias, o que torna difícil terminar qualquer coisa. Então, tem-se a impressão de que nada nunca é feito! As pessoas com o distúrbio não optam por ser preguiçosas, simplesmente não conseguem se concentrar em uma coisa de cada vez. Estão sempre tentando se esforçar para fazer as coisas, mas não são capazes de se motivar para realizá-las.

Como ensinar uma criança com DDA/TDAH

Este é um problema enorme para pais de crianças com DDA/TDAH. Como ensinar uma criança que não consegue se concentrar e que não está interessada no que está sendo ensinado? Acredito que o problema com muitas crianças que têm esse transtorno não é que não queiram aprender, porque muitas delas têm sede de conhecimento. Mas a maneira como são ensinadas não é apropriada para seu estilo de aprendizado. Muitos pais gastam rios de dinheiro em auxílios de aprendizado para os filhos, mas tais recursos não costumam funcionar, porque são desenvolvidos para crianças normais. Esse problema também surge na sala de aula. Os professores costumam não saber como ensinar uma criança com DDA/TDAH. Por mais que você tente lecionar de modo convencional para um aluno com o distúrbio, ele vai aprender muito pouco ou nada. Demorei anos para entender isso, mas, quando entendi, consegui aprender.

Como os alunos com DDA/TDAH aprendem?

A primeira coisa a ser analisada é por que o modo convencional de ensino não é adequado para alunos com o distúrbio.

O problema dessa técnica de ensino é que ela não considera a imaginação e a baixa concentração dos alunos com DDA/TDAH. Como podemos esperar que uma criança aprenda matemática se o assunto não significa nada para ela? O que quero dizer é que, ao abrir um livro de matemática, muitos números são vistos, mas eles não representam nada para um aluno com DDA/TDAH. Uma criança normal recebe a instrução de resolver os problemas e entregar a tarefa no dia seguinte. Ela consegue fazer isso, porque não tem problemas de concentração e com tarefas repetitivas.

A mesma coisa acontece no caso da leitura. Recentemente, conversei com um grupo de alunos com DDA/TDAH do oitavo ano que estavam quase reprovando. Perguntei: "Quem gosta de ler livros?" Ninguém respondeu de modo afirmativo. Perguntei o motivo, e eles responderam que é chato ou que não conseguiam ler. Eu me identifico muito com isso. Tenho sede de conhecimento, mas a única maneira de obter conhecimento sobre um assunto é lendo muito a respeito dele. Isso sempre foi um problema para mim.

Como ensinar alunos com DDA/TDAH a gostar de ler

Há poucos meses, li meu primeiro livro completo. Ao fazer isso, entendi por que não conseguia me concentrar na leitura. Não era por não achar o conteúdo interessante, e sim porque eu estava apenas lendo palavras. Quando você pega um livro escrito em um idioma que não conhece, as palavras não fazem sentido, e você só enxerga um monte de papel com símbolos impressos. Esse é o problema que as pessoas com DDA/TDAH têm com os livros. Quando eu era mais novo, reclamava que lia algumas páginas e rapidamente me esquecia do que tinha lido. Como conseguiria entender uma história se eu só conseguia me lembrar de

5% dela? Conversando com outras pessoas com o distúrbio, descobri que também era assim que se sentiam.

A única maneira de um aluno com DDA/TDAH conseguir ler por longos períodos é esquecer que está lidando com palavras. A melhor maneira de fazer isso é se tornar parte do livro. Sugiro escolher um personagem e incorporá-lo ao longo do romance. Em vez de ler o livro, você passa a vivenciar a história. Em vez de ler a obra e esta lhe dizer o que você está pensando, pense além dela. É como ter uma tela de cinema na mente. Quando seu personagem decidir fazer algo no romance, você deve visualizar mentalmente a cena. Então, pergunte a si mesmo o que faria na mesma situação.

Existem muitos livros para adolescentes nos quais você escolhe seu destino – decidindo como a história vai terminar. O interessante é que ao final de cada capítulo você tem a chance de escolher entre três finais diferentes, então vai para a página escolhida e continua lendo. Esses livros são excelentes, porque você precisa se tornar parte do livro sem ter de utilizar minha técnica. O único problema é que às vezes eles podem se tornar um pouco confusos de entender, já que você não para de pular páginas. De modo geral, eles podem ser muito úteis.

Como ensinar crianças com DDA/TDAH a ler

Este é um grande obstáculo para pais e alunos portadores do distúrbio. O problema de ensinar crianças com DDA/TDAH é o fato de terem dificuldades de memória recente. Costumo perder a paciência quando ensino crianças com o distúrbio a ler. Em um minuto conseguem ler uma palavra e, no minuto seguinte, já a esqueceram.

Ensinar as palavras básicas do idioma a uma criança com DDA/TDAH é a coisa mais importante. No entanto, essas palavras costumam ser difíceis de ler, já que muitas vezes possuem sons parecidos. A maioria das crianças aprende a ler as palavras básicas da língua escrevendo-as diversas vezes, mas isso não é possível para um aluno portador do distúrbio. Ao ler certa palavra, uma criança com DDA/TDAH não quer lê-la e escrevê-la repetidas vezes com o intuito de fixá-la.

Você deve desenvolver suas próprias técnicas para ensinar uma criança com o distúrbio a ler. Por exemplo, se seu filho gostar de basquete, você pode fazer uma brincadeira conhecida como Cavalo. É um jogo excelente para os pais brincarem com os filhos. Funciona assim: cada vez que você faz uma cesta, ganha uma letra. Então, se você faz a primeira cesta, ganha a letra C e, conforme vai acertando mais arremessos, ganha as outras letras, até completar a palavra "cavalo". Você pode fazer a mesma coisa com outras palavras. Se o aprendizado se tornar divertido, seu filho vai querer aprender. Se você tentar forçar esse aprendizado, terá pouco sucesso.

Esse tipo de técnica de aprendizado também pode ser usado para o ensino de matemática. Você escolhe um esporte, como futebol, basquete etc., conforme o interesse de seu filho, e então pede que ele faça contas relacionadas, por exemplo, ao número de gols, ou ao que mais puder deixá-lo interessado. Essas operações matemáticas simples são extremamente úteis para quando seu filho se vir diante dos mesmos problemas na sala de aula.

Você também pode tentar fazer com que seu filho vá contando os próprios pontos no esporte. Isso vai ajudá-lo na memória recente e na absorção de conteúdo. As somas devem ser feitas durante e depois do jogo. Assim, ele vai aprender a pensar com antecedência e a planejar o futuro, algo muito difícil para crianças com DDA/TDAH.

Quando seu filho já tiver aprendido as palavras básicas da língua, é hora de começar a uni-las para formar frases. As mesmas técnicas usadas no jogo Cavalo, citado anteriormente, podem ser usadas aqui, mas a criança terá de formar frases em vez de palavras. Quando ela conseguir formar frases, estará na hora de ler livros. Isso certamente vai ser difícil. Mas, com adaptações, pode ficar mais simples. A melhor maneira de fazer com que isso aconteça é encontrar livros nos quais seu filho possa se interessar, por exemplo, sobre esportes, música, carros etc. Se ele tiver dificuldades para se manter interessado, você pode usar outro recurso. Quando eu estava aprendendo a ler, detestava ler livros. Mas eu adorava as Tartarugas Ninjas, um desenho popular na época. Meus pais compraram cartões desses personagens, que traziam histórias curtas e fotos na frente e no verso. Eu lia esses cartões em vez de livros, pois eles prendiam minha curta atenção.

Outra adaptação que sugiro é a leitura visual. Encontre um livro no qual seu filho esteja interessado e modifique-o um pouco. Pode ser demorado, mas é eficiente. Você vai precisar de arquivos de ilustrações e também pode baixar fotos de domínio público da Internet. Depois, terá de digitar a história no computador. Então, a cada cinco ou dez palavras, em vez de acrescentar outra, insira uma imagem da coisa que a palavra representa. Depois disso, digite a palavra sob a figura. Por exemplo, digite "carro de bombeiros" sob a imagem de um carro de bombeiros. Essa técnica funciona da mesma maneira que incorporar um personagem em um romance. Envolve aprendizado e estímulo visual.

Outra adaptação pode ser utilizar cores diferentes para grupos de palavras com a mesma sonoridade, por exemplo, "gato", "mato", "pato" etc. Mas pinte apenas o "ato" das palavras. Se você fizer isso em vários livros, seu filho aprenderá visualmente as palavras. Também é interessante fazer cartões com as palavras básicas do idioma coloridas dessa forma. O problema é que as pessoas costumam utilizar esses cartões de maneira equivocada. Muitos pais os penduram nas paredes, portas etc. e pedem ao filho que os leia, mas isso é impossível. Como podem esperar que o filho leia as palavras quando há outros cartões para distraí-lo? Esses objetos devem ser usados de outra maneira. Segure os cartões diante do rosto da criança. Dessa maneira, a única coisa na qual ela vai conseguir se concentrar será aquela palavra. Depois, peça que ela leia o que está escrito ali. Como os cartões são coloridos por grupos, ela novamente vai associar a cor da palavra ao som. Isso vai funcionar no começo, mas, quando seu filho já conseguir ler a maioria das palavras, vai ficar entediado. A melhor maneira de resolver esse problema é usando ídolos do esporte, palavras e histórias engraçadas. Dispor imagens de ídolos, carros etc. será um estímulo visual para seu filho. Quando ele conseguir ler a maioria das palavras, estará na hora de usar outras, que causem interesse, mesmo que seja um palavrão. Você vai ficar surpreso ao ver quanto interesse uma criança de 7 anos demonstra ao ler um palavrão...

Contar histórias com esses cartões é uma maneira fantástica de prender o interesse. Você só precisa pedir a seu filho que leia a palavra e coloque-a dentro de uma história. Depois, ele escolhe outra palavra e a coloca na história, e assim por diante. É uma ótima ideia envolver na história seu filho, um ídolo do esporte e palavras engraçadas. Ele vai rir o tempo todo e vai querer mais. Vai aprender sem perceber.

Modificações da memória recente

O jogo da memória é uma maneira excelente de aprimorar a memória recente. Coloque alguns cartões virados para baixo e tente encontrar pares. É um jogo bastante simples, mas funciona bem. Ele deve ser jogado com frequência com crianças pequenas, porque é de extrema importância aprimorar a memória recente delas.

Muitas pessoas – inclusive professores – já ficaram surpresas com minha ótima memória para coisas antigas. Mas, ao mesmo tempo, não conseguem entender minha memória recente ruim. Esse é um grande problema que enfrento quando preciso estudar para provas na última hora. Por muito tempo pensei no motivo pelo qual minha memória antiga é tão boa, até que percebi uma coisa. Não me lembro de fatos isolados, mas de aspectos de histórias que considero divertidos ou interessantes. Por exemplo, se eu tivesse de me lembrar da data 6 de agosto de 1945, quando as tropas aliadas lançaram a bomba atômica sobre o Japão, não teria o menor sucesso. Mas penso na grande nuvem em forma de cogumelo sobre Hiroshima, então visualizo a data "6 de agosto de 1945" explodindo. Assim, quando preciso me lembrar da data, basta visualizar a nuvem em forma de cogumelo e ela surge na minha mente.

Outro exemplo é ensinar a uma criança com DDA/TDAH como soletrar a palavra "surfe". Peça para ela se imaginar surfando em uma onda perfeita. Então um enorme S aparece na frente dela, atrapalhando o caminho. As letras U, R, F e E também aparecem surfando, então ela as segue. Quando seu filho precisar lembrar como soletrar "surfe", só precisará subir em sua prancha imaginária e de repente a palavra surgirá em sua mente.

Compreendo que isso é muito difícil de explicar a uma criança. Mas, quando ela dominar a técnica da memória, você vai ficar surpreso com sua nova capacidade de memorização. Isso funciona com o acionamento visual de alguma pista na mente. Considero minha memória mais ou menos como meu quarto. Sei que minhas chaves estão em algum lugar, mas não sei onde. Todos nós já procuramos por algo que não conseguimos encontrar. Mas, de repente, você se lembra de uma pista e, mais de repente ainda, consegue relembrar onde o objeto foi parar. É assim que essa técnica funciona. Permite que você se lembre de coisas estranhas e engraçadas e de coisas entediantes, como datas e números.

Lição de casa

A lição de casa é uma das coisas mais difíceis de fazer uma criança com DDA/TDAH realizar. Sempre odiei fazer lição de casa. Na verdade, antes do 12º ano, nunca tinha feito lição de verdade. Foi durante esse período que aprendi muito sobre mim e sobre o funcionamento do meu cérebro. Já expliquei sobre como faço a tarefa de casa, mas talvez isso não funcione para todos. Aqui estão algumas ideias para ajudar seu filho a sempre fazer a tarefa.

Primeiramente, controle o que deve ser entregue e quando. Alunos com DDA/TDAH costumam se esquecer da lição de casa e das datas de entrega. Ao descobrir o que deve ser entregue e quando, anote em um quadro grande no quarto de seu filho, para fazer com que ele sempre se lembre das tarefas. Quando o trabalho estiver pronto, peça que ele o retire da lista e recompense-o por terminar a lição no prazo certo.

E o mais importante: você deve tornar a lição de casa divertida. Não a transforme em obrigação ou castigo. Incentive seu filho a querer aprender. Motive-o. Em primeiro lugar, todas as disciplinas devem ser organizadas em pastas de cores diferentes – português na pasta vermelha, história na azul etc. Cada pasta deve ter a foto de um ídolo do esporte ou de um herói na capa. Quando seu filho ficar mais velho, fotos de modelos e de estrelas do cinema podem ser usadas. A lição de casa deve ser feita no mesmo horário todos os dias. Quando estiver na hora, em vez de dizer "Pegue a pasta vermelha de português", diga "Pegue a pasta do Ronaldinho". Isso afasta, em parte, a negatividade de fazer a tarefa. Além disso, você pode usar uma espécie de "suborno" para motivar, por exemplo, colocando guloseimas na pasta. Isso também torna a lição de casa mais agradável.

É difícil fazer uma criança com DDA/TDAH realizar algo para o qual não está mentalmente preparada. A maioria das pessoas não entende que um indivíduo com o transtorno pode ser perfeitamente capaz de fazer a lição de casa em um dia e, no outro, não conseguir se concentrar nas tarefas mais simples. Esse é um problema comum para mim. Em alguns dias, sinto preguiça e não consigo me mexer. Mas, no dia seguinte, estou tão animado que não consigo parar quieto. Quando preciso fazer alguma coisa, como lição de casa, não consigo me concentrar.

Consegui superar esse problema com exercícios e comportamento ativo. Se sinto que estou agitado a ponto de não conseguir ficar parado, procuro fazer algo bem animado antes de me sentar para fazer a lição. Essa sensação de hiperatividade costuma voltar no meio da lição, e, quando percebo que ela está vindo, sei que está na hora de fazer algo bastante dinâmico. Costumo apenas me levantar, sair do quarto e dar umas tacadas numa bola de golfe. Demoro apenas alguns instantes ali e me sinto pronto para estudar novamente. Isso era um problema na escola, porque eu não podia simplesmente sair da sala e brincar com uma bola! Os pais e professores precisam ter consciência disso e deixar os alunos com DDA/TDAH sair da sala e voltar alguns minutos depois. Os professores podem fazer isso sutilmente, pedindo ao aluno com o distúrbio que leve um bilhete a outro professor, do outro lado da escola – mesmo que no bilhete só esteja escrito que o aluno precisa de um tempo fora da aula.

Quando eu estava no 12º ano, minha mãe comprou um chapéu de palha para uma festa à fantasia. Aquele chapéu se tornou o objeto que eu usava para fazer as lições daquele ano. Sempre que começava uma tarefa, eu o colocava. Esse sinal visual indicava a meu cérebro que aquela era a hora de fazer a lição de casa. Quando eu parava ou saía para jogar golfe, tirava o chapéu. Ainda o tenho, mas está destruído, porque eu o jogava pelo quarto quando me cansava de fazer a lição. Pretendo mantê-lo para sempre comigo.

Outro ótimo recurso para alunos com o distúrbio é o computador. Se eu não tivesse um, não teria conseguido nada. As crianças que têm DDA/TDAH costumam ter muitos problemas ao soletrar e escrever. O computador ajuda. O corretor ortográfico é a melhor coisa que já inventaram, e o processador de texto é ainda melhor, pois permite que pessoas com DDA/TDAH expressem suas ideias e pensamentos de modo que outras possam lê-los. Se eu tivesse escrito este livro à mão, não conseguiria ler minhas palavras, e meu editor não entenderia nada.

O computador é mais útil para as pessoas com o distúrbio quando fica longe da família, pois permite que elas trabalhem em silêncio e sem interrupções. Para os pais, também serve como auxílio de aprendizado e diversão. A Internet costuma distrair pessoas com DDA/TDAH, porque permite que absorvam muitas informações diferentes. Quando perdem o interesse no assunto, só precisam encontrar outra coisa. O computador também pode ajudar na tarefa de casa. Existem muitos jogos de aprendizado interessantes no mercado, que oferecem estímulo visual e nos quais o desafio vai aumentando na medida da habilidade do jogador. A maioria é feita para ser jogada por uma única pessoa. O computador se torna assim o tutor pessoal do indivíduo com DDA/TDAH.

Outro ponto relacionado à lição de casa é que pais e alunos devem discutir com os professores se é possível escolher o tema da atividade. Isso pode ser muito útil para alunos com o distúrbio, pois, caso consigam escolher o assunto, ficarão muito mais interessados no trabalho. Alguns professores não gostam dessa ideia, mas tente convencê-los. Na minha opinião, não importa o que seu filho aprenderá, desde que esteja aprendendo alguma coisa. Quando ele for mais velho e compreender como a própria mente funciona, vai conseguir trabalhar até com materiais que não despertam interesse. Mas é muito importante que alunos mais jovens com DDA/TDAH aprendam um pouco de alguns assuntos.

Empregos e carreiras para pessoas com DDA/TDAH

Pessoas com DDA/TDAH muitas vezes acabam ou detestando seu trabalho ou mudando o tempo todo de emprego. As estatísticas mostram que pessoas com o distúrbio trocam três vezes mais de emprego do que uma pessoa comum. Isso acontece porque elas se sentem entediadas e pouco estimuladas no ambiente de trabalho. Estou sempre mudando de emprego, porque me sinto entediado demais, acabo fazendo algo errado e sou despedido, ou peço a conta. Meu maior problema é que não sei lidar com autoridade. Isso não é um traço muito bom quando você tem 16 anos e diz a seu chefe que ele é um idiota. Mas eu sou assim!

Alguns anos atrás, decidi, ou percebi, que não conseguiria trabalhar para ninguém, em razão de meu problema ao lidar com figuras de autoridade e por achar a maioria dos chefes burros. Eles não são, mas não consigo receber ordens. Foi por isso que parei o curso de administração e comecei a estudar negócios e empreendimentos. Minha teoria é que, se vou ser demitido, melhor que eu mesmo peça a conta.

No entanto, isso não é adequado em todos os casos. Por isso, sugiro a seguir alguns empregos que acredito ser adequados para pessoas com DDA/TDAH. Obviamente existem muitos outros empregos adequados. E o mais inadequado é qualquer trabalho que seja repetitivo e/ou maçante. O ponto comum de todas estas carreiras é o estímulo constante e o entusiasmo. Mas o mais importante é que permitem que pessoas com DDA/TDAH trabalhem sozinhas, sem ficar restritas por seus empregadores.

- Escritor
- Atleta profissional
- Especialista em informática
- Corretor de imóveis
- Corretor da bolsa de valores
- Encanador
- Empreiteiro
- Eletricista
- Ator
- Empresário
- Soldado
- Policial
- Bombeiro
- Publicitário
- Político

Sexo

Pessoas com DDA/TDAH correm maior risco de contrair doenças sexualmente transmissíveis do que pessoas normais. Isso porque são impulsivas e acabam fazendo sexo sem proteção. As pessoas com o distúrbio às vezes são descritas como maníacas sexuais, mas trata-se de uma generalização muito exagerada. Acredito que algumas pessoas com DDA/TDAH gostam muito de sexo porque é estimulante.

Mas o problema continua existindo em relação às doenças sexualmente transmissíveis. Além disso, a gravidez na adolescência é uma preocupação para meninas portadoras do distúrbio. Como se não bastasse, indivíduos com DDA/TDAH costumam abusar de álcool e drogas, o que aumenta as chances de fazer sexo sem proteção.

Os pais devem aceitar que os filhos farão sexo, e não há maneira de impedi-los. Mas devem fazer tudo que puderem para protegê-los. A educação sexual na escola não basta. Os pais devem assumir um papel ativo e explicar os riscos e as alternativas ao sexo sem proteção.

Estatísticas interessantes sobre adolescentes com DDA/TDAH*

Adolescentes com DDA/TDAH:

- iniciam a vida sexual um ano antes que a média (aos 14-15 anos);
- têm mais parceiros sexuais e passam menos tempo com cada um deles;
- usam menos métodos contraceptivos;
- têm mais gravidez na adolescência (38% *versus* 4%);
- geralmente não possuem a guarda dos filhos (54%);
- contraem mais doenças sexualmente transmissíveis (16% *versus* 4%);
- usam mais álcool e maconha;
- correm mais risco de sofrer de doenças cardiovasculares.

Perguntei a um médico por que pessoas com DDA/TDAH correm mais risco de sofrer de doenças do coração. Ele me disse que é porque nosso coração bate mais, pois estamos constantemente em movimento – o que quer dizer que temos uma vida estressante. Eu disse a ele que acreditava ser devido a todas as outras estatísticas mencionadas. Ele riu e disse que pode ser por isso também!

---

* *Proceedings of the ADHD in the Third Millennium Conference*, Westmead Hospital, Sydney, 16 a 18 de março de 2001, p. 98.

Outros desafios do DDA/TDAH

Obsessões e manias

Obsessões e manias costumam ser muito comuns entre pessoas com o distúrbio. As manias costumam deixar os pais malucos – eles escutam tanto sobre elas que se tornam especialistas no assunto. Eu envolvi meus pais em tudo que dizia respeito às Tartarugas Ninjas por quatro anos. As obsessões são ainda mais irritantes para os pais – por exemplo, quando o filho resolve não gostar de um professor ou de um parente. Não acho que é a pessoa ou o programa de televisão que causa a obsessão, mas a empolgação e o interesse que as pessoas com o distúrbio sentem quando seu alvo de obsessão ou mania é abordado.

Os pais não devem tentar impedir essas manias e obsessões. Elas podem ser muito úteis na sala de aula. Em vez de encará-las como desvantagem, use-as a seu favor. Veja se consegue, sempre que possível, envolver a mania de seu filho no dia a dia, quando ele tiver de fazer tarefas, como terminar a lição de casa, arrumar o quarto etc. Ele vai demonstrar mais interesse se a mania ou obsessão estiver ligada a tarefas menos interessantes.

Impulsividade

Ser uma pessoa impulsiva pode causar muitos problemas – minha vida é prova disso. No entanto, acredito que a impulsividade é o melhor dom que recebi. As pessoas sempre tentaram desencorajar minha impulsividade, mas acredito que deveríamos aceitá-la e incentivá-la em pessoas com DDA/TDAH. Uma vez que elas não conseguem se livrar dessa característica, podem usá-la para o bem. Se a criança quer fazer alguma coisa – e não é perigoso –, deixe-a fazer. Pessoas com o transtorno aprendem com seus erros. Se seu filho quiser desmontar a bicicleta, permita. Isso pode fazer com que ele crie interesse em outras áreas – como na caminhada!

Uma grande porcentagem de descobertas importantes foi feita por pessoas que apresentavam traços de DDA/TDAH. Por isso, permita que seu filho seja impulsivo e explore o mundo!

Dificuldades sociais

Pessoas com DDA/TDAH costumam ter dificuldades sociais, não apenas na infância, mas ao longo da vida. Se você pensa de modo diferente do comum, consequentemente age de modo diferente. Indivíduos com o distúrbio costumam passar por muitos empregos, porque ficam entediados e são demitidos. Eles têm um papel na sociedade, mas demoram anos para encontrá-lo. Muitos encontram esse papel em lugares que você nem imagina. Existem muitos indivíduos com o distúrbio trabalhando na polícia e nas forças armadas, porque essas posições promovem um ambiente estruturado, e os adultos com DDA/TDAH trabalham bem em ambientes assim.

Mas essas dificuldades sociais são uma preocupação real, porque comportamentos anormais podem afetar as pessoas ao redor, principalmente familiares. Estou falando de adultos portadores do distúrbio, não de crianças. Pense em seus parentes. É bem provável que alguém de sua família se encaixe no estereótipo que acabei de delinear. Porém essas pessoas não têm a intenção de ser tão destrutivas como às vezes conseguem ser.

Habilidades organizacionais

Todos os livros sobre DDA/TDAH abordam as habilidades organizacionais, porque elas parecem ser um grande problema. Pessoas com o distúrbio são bastante desorganizadas.

Serei honesto. Ainda sou muito desorganizado e não consigo ver muita mudança. Mas alguns passos simples podem fazer diferença. Teoricamente, uma agenda poderia ajudar, mas alunos com DDA/TDAH parecem usá-la para tudo – fazer desenhos ou jogá-la nas outras crianças –, menos para o real propósito. Os pais devem sempre consultar a agenda e a mochila do filho para checar datas de entrega de trabalhos e para escrever lembretes na própria agenda. Converse sobre as limitações de tempo com a criança. Discutam quanto tempo a tarefa deve levar para ser concluída. Uma vez que crianças com DDA/TDAH são impulsivas, o tempo geralmente não significa nada para elas. Por isso, se seu filho quiser sair com os amigos, você pode lembrá-lo do trabalho que deve ser feito antes.

O importante é ajudar a criança a realizar as coisas nessa vida tão dispersa que ela leva. Ajude seu filho, mas não exija feitos pouco realistas.

Conforme vão ficando mais velhas, as crianças podem sentir que lembretes orais são mais úteis. Pessoas com o distúrbio geralmente detestam escrever, porque sua letra é ilegível e nem elas conseguem decifrá-la. Um pequeno gravador costuma funcionar bem, porque elas geralmente gostam de escutar a própria voz.

Lições da história

Eu já detestei história e achava que estudar essa matéria era total perda de tempo. Eu não me importava com o que havia acontecido antes de mim. Sou uma pessoa que se interessa pelo presente, e era só o *agora* que me dizia respeito. Então, um dia, perguntei a um professor:

– Para que precisamos da história?

A resposta foi:

– Para prever o futuro, precisamos antes entender o passado!

Pareceu uma boa resposta, mas só fui entendê-la muito tempo depois. Existe uma certeza no mundo: não há nada de novo. Com algumas variações, tudo já aconteceu antes. Países, exércitos, líderes, doenças, milagres – tudo vai e volta. A mesma coisa pode ser dita sobre pessoas, principalmente aquelas com DDA/TDAH. O que os pais enfrentam hoje com seus filhos que têm o distúrbio vem acontecendo há milhares de anos. Existem muitas pessoas ilustres de quem hoje se suspeita que tenham tido DDA/TDAH. Caso tenha interesse, você só precisa fazer uma pesquisa na Internet. A princípio, você vai se surpreender. Depois, ao pensar nesses indivíduos, verá que faz muito sentido. Por isso, falarei sobre duas pessoas muito famosas que sofreram de DDA/ TDAH. O mais interessante que descobri ao pesquisar sobre celebridades com o distúrbio é que muitas delas foram malsucedidas na escola, mas bem-sucedidas na vida. Como já discutimos, não é fácil que pessoas com o transtorno sejam bem-sucedidas hoje sem uma boa educação. Outra coisa interessante é que essas pessoas famosas eram brilhantes, mas, ao mesmo tempo, pareciam malucas para as pessoas "normais". Como dizem por aí, é tênue a linha entre o talento e a loucura. Isso me descreve bem. Minha mãe costuma dizer: "Como alguém tão inteligente pode ser tão burro?"

O rei do DDA/TDAH: Winston Churchill

O livro do dr. Gordon Serfontein, *Attention Deficit Disorder in Adults*, afirma que, na infância, Winston Churchill demonstrava todas as características de uma pessoa com DDA/TDAH. Ele foi um menino muito levado, que estava sempre se metendo em problemas e criando confusão com as pessoas. Sua mãe reclamava constantemente com o marido da maneira como o filho perturbava o irmão mais novo. Churchill disse que ele era "o que os adultos chamam de menino problemático".

Ele teve muitos problemas na escola, principalmente no início da vida escolar. Era visto como um sonhador e nunca conseguia se concentrar nas tarefas. Seus trabalhos nunca eram terminados na data certa e muitas vezes não eram nem feitos. Sua falta de atenção na sala de aula lhe rendeu diversos problemas. Ele era desorganizado e estava sempre atrasado para a aula. Seus pais não sabiam o que aconteceria com ele e se acabaria sendo alguém na vida.

No entanto, como muitas pessoas com DDA/TDAH que demonstram sinais precoces de que não vão realizar grande coisa, ele mostrou ao mundo o que pode ser alcançado quando nos dedicamos. Quando terminou os estudos, entrou para o exército e percorreu o mundo. Participou de muitas guerras e conflitos pelo planeta. Passou por diversas experiências nas quais se viu perto da morte em razão de sua impulsividade e, às vezes, estupidez. Churchill já foi descrito como muito corajoso – suspeito de que se tratava mais de impulsividade do que de coragem. Ele não pensava nas consequências – um traço comum em pessoas com o distúrbio. Muitos de seus atos de coragem foram descritos, posteriormente, como atitudes malucas e estúpidas. Pessoas destemidas costumam perceber depois como seu comportamento foi perigoso. Mas a verdade é que Churchill realizou feitos corajosos e deve ser respeitado e honrado por eles.

No exército, Winston Churchill reconheceu seu fascínio e habilidade como escritor e, mais importante, como orador. Quando saiu das forças armadas, perseguiu esse talento e se tornou um dos maiores políticos que o mundo já viu. Como muitas pessoas com DDA/TDAH, ele tinha a capacidade de compreender com rapidez problemas bastante complexos. Esse foi um dos pontos mais fortes quando ele guiou os Aliados à vitória contra os nazistas. Quando recebia longos relatórios sobre a guerra, ele não conseguia se concentrar o bastante para ler todas as páginas. Assim, davam a ele relatórios simplificados, de uma ou duas páginas – conhecidos hoje como sumário executivo. Mais importante do que a capacidade de Churchill de compreender conceitos irrealizáveis em poucos minutos era sua habilidade de traduzi-los e comunicá-los ao público em geral.

Sua natureza impulsiva e a habilidade para entender problemas complexos foram fatores determinantes para derrotar os alemães. Ele conseguia compreender um problema e agir o mais rapidamente possível. Essa impulsividade às vezes terminava em desastres terríveis, especialmente durante a guerra. Mas, na maioria das vezes, era extremamente bem-sucedida.

O que tornou Churchill alguém de tanto sucesso não foi sua família nem seu distúrbio, mas o fato de ter aprendido a controlar seu comportamento inconstante. Na infância e no início da vida adulta, ele frequentou ambientes restritivos – a escola e o exército. Pessoas com DDA/TDAH precisam de rotina, e essas instituições têm a rotina como base. Mais tarde, ele lançou mão dessas habilidades. Sem esse treinamento anterior, não acredito que teria sido tão bem-sucedido.

Albert Einstein

O dr. Serfontein acredita que Albert Einstein também tinha DDA/TDAH. Einstein ficou mais conhecido por sua teoria geral da relatividade, mas também é considerado o fundador da teoria contemporânea da ciência e da física. Suas teorias continuam sendo fundamentalmente importantes para as abordagens científicas de hoje. O desenvolvimento da bomba atômica também pode ser atribuído à sua pesquisa, apesar de ele discordar de sua fabricação e uso. Quando Einstein tinha 12 anos, passou a acreditar que Deus não existe. Isso permitiu que ele se livrasse das restrições espirituais e éticas de ser crente. Na infância, tinha dificuldades de aprendizado. Aos 4 anos, só conseguia formar frases de duas palavras. Devido a esse atraso de desenvolvimento, acreditava-se que ele tinha retardo mental. Suas grandes dificuldades na escola foram atribuídas à pouca concentração. Na sala de aula, sempre estava distraído, pensando em outras coisas, não no que era ensinado, mas conseguia se concentrar em aritmética e ciência.

Einstein abandonou a escola, mas continuou estudando por conta própria. Quando a empresa de seu pai faliu, teve de encontrar trabalho e se sustentar. Ele pensou que seria bom em engenharia elétrica e matriculou-se na Escola Politécnica Suíça antes de terminar o colégio, mas reprovou no exame geral de admissão. No entanto, conseguiu uma nota muito alta em matemática, e a escola sugeriu que ele se esforçasse para terminar o ensino médio na Suíça e voltasse a tentar. Ele fez isso e foi aprovado no ano seguinte.

Assim como Winston Churchill, a verdadeira habilidade de Albert Einstein era dividir problemas complexos em partes menores. Foi assim que resolveu algumas das equações matemáticas e científicas mais complexas do mundo moderno.

Einstein não era uma pessoa violenta, como acontece com alguns portadores de DDA/TDAH. Ele era do tipo distraído. Seu sucesso, assim como o de Winston Churchill, deveu-se à capacidade de controlar a concentração por meio de uma vida organizada e comedida. Assim como era capaz de se distanciar das partes mais confusas dos problemas matemáticos e chegar ao centro da questão, Einstein conseguia livrar sua mente das distrações e concentrar-se na pesquisa e nos estudos.

Conclusão

Trabalhe com o sistema, não tente lutar contra ele!

É isso que tento ensinar a todos os adolescentes com DDA/TDAH com quem entro em contato. Eles costumam se sentir isolados e são alienados pela sociedade. Então, fazem o que a maioria das pessoas oprimidas faz – se rebelam. Mas o que não percebem é que não podem vencer, nem na escola nem na vida de modo geral. Crianças com o distúrbio costumam acreditar que podem e vão derrubar a autoridade. E geralmente percebem tarde demais – quando são expulsas do colégio ou levadas para um reformatório – que não podem fazer isso. Detesto ver crianças com essa atitude, porque era nisso que eu acreditava quando era mais novo. Apenas aos 17 anos percebi que eu tinha de trabalhar com o sistema se quisesse ter o que queria.

Por isso, trabalhem com o sistema, crianças. Se não pode vencê-lo, junte-se a ele!

As diferenças que fazem a diferença

Por que algumas crianças com DDA/TDAH são bem-sucedidas e outras, não? Parece uma pergunta difícil de responder, mas não é. O primeiro ponto é o amor, muito amor. Principalmente dos pais e familiares e, mais importante, de si mesmo, que só vem por meio do autorrespeito e da sensação de ser querido e útil. E isso vem por meio da família.

O segundo ponto é o apoio da família e da escola. Isso é muito importante, porque os pais devem trabalhar com a escola oferecendo apoio.

O terceiro aspecto é a vontade de ser uma pessoa melhor. Mas isso requer autoconfiança, que só pode ser desenvolvida por meio de conquistas. Por isso, dê uma chance a seu filho e deixe-o viver. Se ele fracassar, ajude-o a se levantar e incentive-o a tentar de novo.

A quarta coisa é um bom médico, que queira ajudar seu filho. Se você não estiver tendo bons resultados com o médico atual, procure outro. Faça muitas perguntas. As pessoas veem os médicos como um tipo de ser humano superior, que sabe tudo. Os pacientes não costumam fazer perguntas nem exigir respostas.

A quinta é um avô muito compreensivo com quem largar seu filho quando você precisar de um tempo! Falando sério, ser carinhoso e compreensivo é fundamental.

DDA/TDAH é apenas um estado mental

Se você viver pensando que não é capaz de fazer alguma coisa, não vai nem tentar. Sinto que muitas pessoas com o distúrbio já foram tão maltratadas pela vida que desistem de tentar. Fracassar traz uma sensação terrível.

Mas eu odeio o fato de as pessoas considerarem o DDA/TDAH e outros distúrbios uma maneira fácil de escapar das coisas. Pais e professores costumam usar o distúrbio como justificativa para tudo. Isso é errado!

Quando você dominar o DDA/TDAH e perceber que se trata apenas de um estado mental, poderá fazer tudo a que se propuser – adquirir as habilidades que não tem e aprimorar aquelas que tem.

A dica é enfrentar as coisas, fazer cara de paisagem, driblar os problemas e seguir em frente.

E finalmente...

Escrever este livro foi até hoje meu maior feito. Levei muitos meses para concluí-lo. Espero que meu esforço ajude outras pessoas a entender melhor o DDA/TDAH – e, ainda mais importante, a compreender as crianças portadoras do distúrbio. Nunca se esqueça de que a única maneira de seu filho sobreviver neste mundo é por meio do trabalho árduo. Amor e compreensão são os maiores presentes que você pode dar a ele. Juntamente com isso, paciência e mente aberta ajudarão sua família a viver de maneira mais normal.

Se eu não tivesse tido o apoio de minha família, não teria alcançado nada. Teria me transformado em estatística, preso em algum reformatório.

A esperança é o maior presente que posso dar a pais e crianças com DDA/TDAH. Tenho TDAH grave, mas meus pais e eu nunca desistimos, e consegui terminar meus estudos. Agora, sou um escritor com um livro publicado internacionalmente, e odeio livros! Quem imaginaria que alguém com uma limitação mental e de aprendizado chegaria tão longe? Muitas pessoas não sabem que eu não sei escrever direito, muito menos que não consigo decifrar minha letra. Também não tenho uma porção de outras habilidades, mas aprendi a driblar tudo isso. Parece absurdo que uma pessoa que não sabe escrever direito tenha escrito um livro, mas foi o que fiz. O mais ridículo é que alguém que escreveu um livro só tenha lido uma única obra até o fim. Mas eu fiz isso. Não estou tentando me gabar. Só estou dizendo que tudo é possível quando nos empenhamos!

Para encerrar, gostaria de agradecer a todos que adquiriram e leram meu livro. Se você chegou até aqui, obviamente acreditou que valia a pena ler. Espero que agora você compreenda o DDA/TDAH e seu filho melhor do que antes. Desejo a você e a ele o maior sucesso neste mundo maluco.

Nunca se esqueça de pensar grande!

Sugestões de leitura

FENÔMENO *BULLYING*: COMO PREVENIR A VIOLÊNCIA NAS ESCOLAS E EDUCAR PARA A PAZ
(Cleo Fante)
"*Bullying* é um conjunto de atitudes agressivas, intencionais e repetitivas, que ocorrem sem motivação evidente, adotado por um ou mais alunos contra outros, causando dor, angústia e sofrimento." Com uma proposta de "Educar para a Paz", a autora, além de oferecer um panorama mundial sobre o fenômeno *bullying*, destaca a realidade vivida hoje no Brasil e apresenta um programa inédito e extremamente prático a ser aplicado nas escolas, que já vem sendo desenvolvido em alguns estabelecimentos de ensino, com sucesso.

ENTENDA SEU ADOLESCENTE: DICAS, TRUQUES E TÉCNICAS PARA MELHORAR O RELACIONAMENTO COM SEU FILHO
(Debra Hapenny Ciavola)
Debra Hapenny Ciavola utiliza a própria experiência de mãe e psicóloga para ajudar você a entrar na mente e no coração de seu filho. As dicas práticas e conselhos objetivos presentes neste livro vão ensinar você, entre outras coisas, a reduzir a influência de amizades ruins, a aplacar a ansiedade e o mau humor de seu adolescente, a guiá-lo na hora de escolher que carreira seguir, enfim, a permitir que ele viva de maneira mais autônoma e responsável e, assim, sua família possa ter paz e harmonia em casa.

CRIANÇA TEM CADA UMA

Um livro encantador, composto por falas espirituosas – comentários espontâneos – de crianças, registradas por seus pais, tios, avós e professores, que revelam a singular percepção infantil sobre o mundo e as coisas dos adultos. Cada fala é seguida por uma foto mais encantadora ainda do acervo do renomado fotógrafo Tom Arma, conhecido pela criação do conceito da famosa campanha publicitária com crianças fantasiadas de mamíferos.

COMO AS CRIANÇAS APRENDEM
(John Holt)

Neste clássico do pensamento educacional, John Holt leva professores e pais a uma expedição rumo ao incrível mundo da mente infantil. Aqui você vai descobrir a impressionante capacidade que as crianças têm de aprender por si mesmas, enquanto brincam e exploram o mundo livremente.

APRENDENDO O TEMPO TODO: COMO AS CRIANÇAS APRENDEM SEM SER ENSINADAS
(John Holt)

Será que nós, como pais ou educadores, sabemos respeitar a inteligência das crianças e deixá-las investigar a vida como cientistas, para que tirem suas próprias conclusões e criem conhecimento? Afinal, como mostra Holt, elas são ávidas por aprender tanto matemática, leitura e escrita quanto qualquer outro assunto, se estimuladas a fazê-lo por si mesmas.

ME DÁ O TEU CONTENTE QUE EU TE DOU O MEU
(Cristina Mattoso)

Este é um livro diferente de qualquer outro. Nele você encontrará falas infantis preciosas, trazendo uma parte do espetáculo de crianças descobrindo o mundo. Ele contém visões, verdades, humor, sofrimentos, sabedoria, através de falas infantis cheias de honestidade, de percepções surpreendentes, de intuições filosóficas, de questões teológicas, de verdades existenciais, de críticas à vida adulta, de sentimentos, de poesia. Você provavelmente vai se surpreender, relembrar e sorrir.

Estou morrendo de raiva! Lidando com a raiva e com a agressividade das crianças
(Heike Baum)

O que fazer quando as crianças demonstram agressividade? Quando é que os pais e os educadores devem intervir nas brigas entre as crianças? Como podem impor limites e, ao mesmo tempo, respeitar o espaço das crianças? As informações contidas neste livro explicam por que a raiva tem aspectos positivos e como os conflitos em casa ou na escola podem ser resolvidos pacificamente.

Ele está me provocando! Lidando com as brigas e com os ciúmes entre irmãos
(Heike Baum)

Até que ponto a rivalidade entre irmãos é normal? É certo interferir nas brigas das crianças? De que apoio as crianças precisam quando ganham um novo irmãozinho? Este livro prático e objetivo oferece ótimas dicas para que os pais incentivem as crianças a buscar meios pacíficos e divertidos para solucionar conflitos.

Impressão e Acabamento

Prisma Printer Gráfica e Editora Ltda.
Fone/Fax: (0xx19) 3229-7171
E-mail: grafica@prismaprinter.com.br
www.prismaprinter.com.br
Campinas - SP